はしがき

現在、日本の産業現場で実施されている安全運動には、ＫＹＴ（危険予知訓練）、ＴＢＭ（ツール・ボックス・ミーティング：道具箱などに腰かけながら行う安全についての話し合い）、指差呼称、ラジオ体操などがある。しかし、これらの運動も長い間実施されていると、マンネリ化し、人々に飽きられる。従来の安全運動や教育技法に見直しの時期がきているように思われる。

かつて、ある安全講習会の席で、受講者の人々に〝あなたの利き目はどちら？〟とか〝前方から危険物が飛んでくるようなとっさの時、どちらへ逃げますか？〟と質問したことがある。ほとんどの人が満足な回答ができなかった。人間は自分自身の能力や特性についての知識や情報を意外に持っていないことを知った。特に、五感全般に関する知識が非常に少ないことに驚かされた。

そこで、安全行動を維持し、ヒューマン・エラーや不安全行動を減らすためには、五感についての基礎知識を増やし、自己の能力を体感的に学習し、意識下に安全を浸透させることが有効と考え、五感を活用する訓練技法を開発することとした。安全運動プログラムの開発にあたって心がけたことは、①五感のすべての分野にまたがる内容を含めること ②実施者に興味を持ってもらうことを最優先し、ゲーム性をふんだんに盛り込む ③自己の能力を体感的に学習していくため、できるだけ道具を使用する、そのため既存の用具類がない場合は、新たな道具を作製する ④五感の複合的な活用を異種の実験プログラムとして組み合わせ、これを一週間単位で運用する、ラジオ体操のように毎日同じことを繰り返すのではなく、日替わりメニューを用意する ⑤朝礼時や休憩時間でもできるように短時間で実施できること ⑥個人用だけでなく、集団用プログラムも提供する、等である。

この五感安全運動（体操）は、元来産業現場で働く人々を対象に考案されたものであるが、一般の人々にも十分適用可能である。家庭内で自己の五感能力や体力増強を高めるため実施してもよし、夫婦や親子・兄弟間で行って相互の協調性や親密度を向上させる手段として活用することもできる。手軽に始められるところから、実践していただきたい。

終りに、学文社の三原多津夫氏には種々の面でお世話頂いた。記して感謝したい。

二〇〇一年一月

正田　亘

五感の体操

心理学を活用した
あたらしい安全運動技法

正田　亘

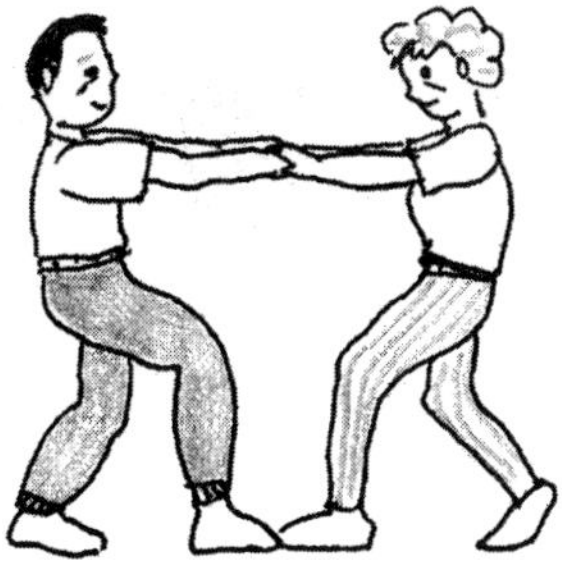

学文社

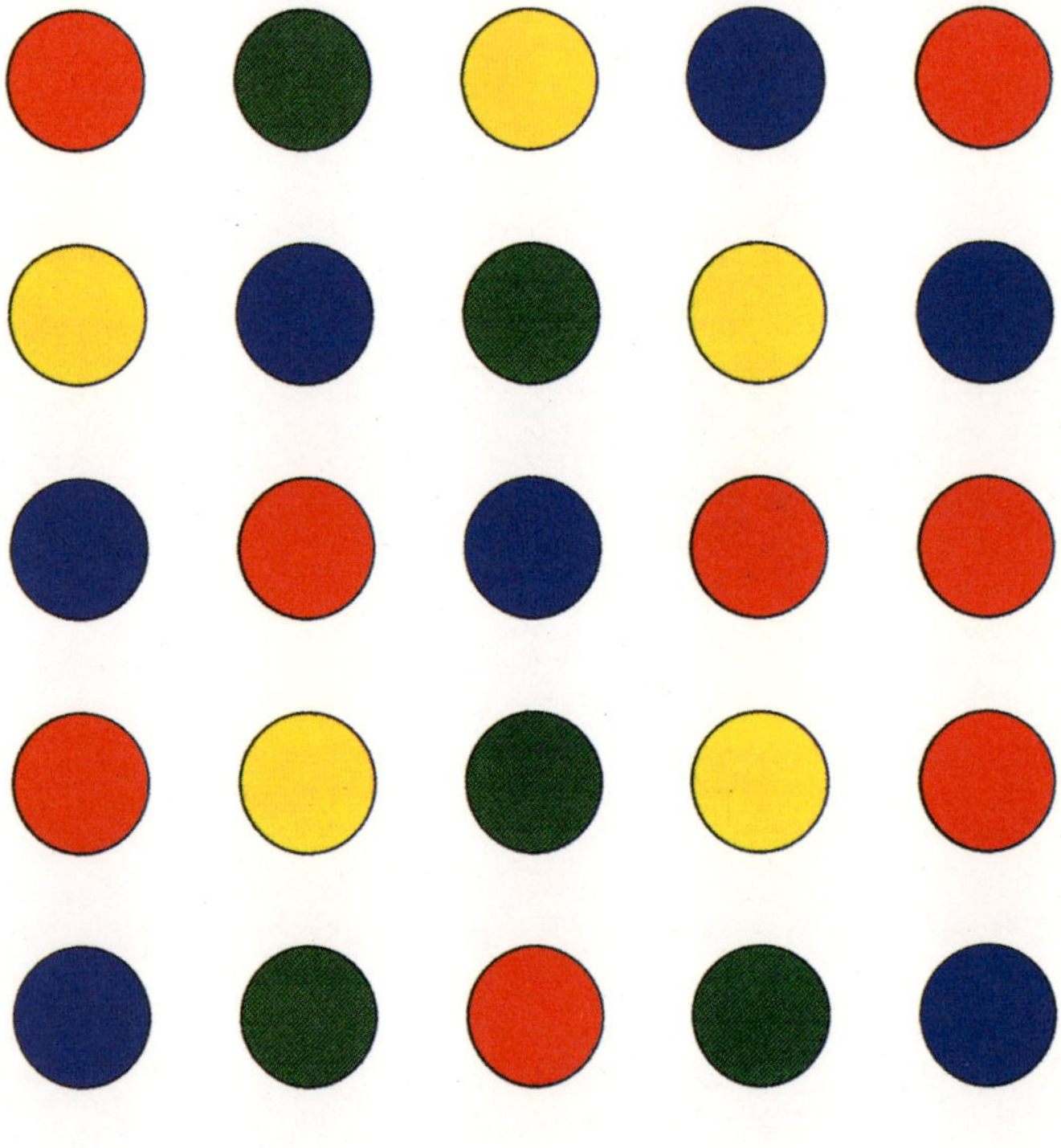

カラー追跡運動（解説は50頁）

五感の体操＊目次

個人用

集団用

個人用

足は地に着く

「足が地に着いた」という言葉がある。着実で、けれんみやはったりがないことを意味する。両足でしっかり大地を踏みしめて直立姿勢をとれば、この状態が維持できる。片足でこの様子を作ろうとしても無理である。

運動機能は一般に思春期以降、加齢とともに低下する傾向にある。ためしに、次の運動を試みられるとよい。

閉眼片足一本足運動

❶ **準備するもの**　ストップウォッチまたは秒針のついた時計

❷ **やり方**

(1) 素足（靴をはいたままでもよい）で両手を腰に置き、目を閉じて両足をそろえて立つ

(2) 「始め」の合図で支持足（右利きの人は左足）で立ち、もう一方の足を静かに上げる

(3) そのままの姿勢でできるだけ長時間立位を保ち、その最大保持時間を秒単位で測る

❸ 留意事項

次の五つの条件のうち、一つでもあてはまるものが出た場合、その時点で立位を保つことができなくなったと判断し、測定値はそれまでの時間とする。

(1) 目を開いてしまった
(2) 手が腰から離れてしまった
(3) 上げている方の足が支持足についてしまった
(4) 支持足以外の部分が床についてしまった
(5) 支持足が移動してしまった

❹ この運動の特徴

閉眼片足一本足運動は、視覚に頼らないバランスの保持能力をみることが特徴である。日常生活での姿勢保持は、視覚で調整されていることが多いので、目を閉じると

足が地に着きやすくなる。このようなバランス感覚は個人差もあるが、年とともにその能力は衰えていく。平均的にいって五秒以下の人はバランス感覚が劣っていると考えなくてはならない。

❺ 運動能力の評価

片足で立っていられる時間と年齢の関係は、おおよそ次のように考えてよいであろう。

時間	年齢
5秒以下	60歳以上
6～10秒	50歳代
11～15秒	40歳代
16～20秒	30歳代
21～25秒	20歳代
26秒以上	10歳代

■ 支持足の意味

前項で支持足という言葉がでた。あまり聞き慣れない語である。手は体の移動という働きから解放されているが、足には体重を支え、歩くという仕事がある。日常生活で箸を持ったり、ボールペンを持つ場合、多くの人は右手を使う。こうした右手を優先して使う人は「右利き」であるという。これに対し、ボールを蹴ったり、高く飛び上がるとき、踏みきる足が右足の人を「右利き足」という表現はあまり使われない。足の場合は、支持足とか、運動足という言葉を使用したほうが適切である。

平沢弥一郎の研究によると、①長く立っていると、多くの人は重心が左による、②歩いているときの着床時間が左の方が僅かに長い、③両足で立たせると、着地面積はやや左足の方が広い、ということが指摘されている。こうしたことから考えると、左足を支持足、それに支えられて動き出す右足を運動足という表現が適切になる。この本では、以下同じ意味で支持足（左足）、運動足（右足）の言葉を使用する。

■ 安全への応用

肥満体の人や、体が不調な時は、片足一本立ちは長続きしない。ちょっとしたことでよろけたり、つまずいたりしてしまう。ケガをしないようにするためには、日頃から体調を十分に整えておくことが必要である。きちんと健康管理をし、肥満にならないよう予防すると同時に、運動と練習によってバランス感覚を平素から養っておかなくてはならない。

また、雪道などで転倒しないようにするためには、左足にしっかり重心をかけ、右足を先に伸ばすようにして歩行すると、転倒する率は減ってくる。

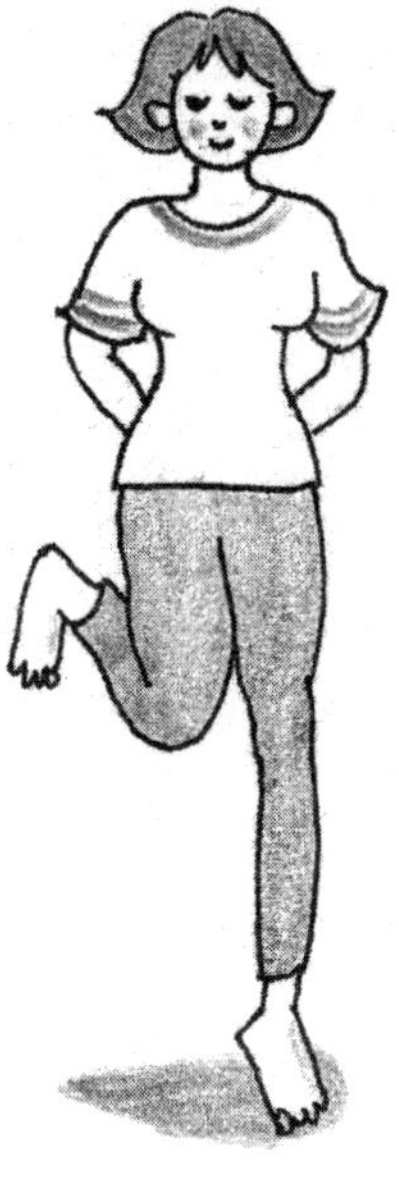

足の裏を叩く

かつては、日本人の海外旅行者が列車や飛行機の中で靴を脱ぎ、外国人のひんしゅくをかった。しかし、近年では国際線のファースト・ビジネスクラスの旅客機ではスリッパが供与される。長時間の機内旅行からくる疲れを少しでもいやしてもらおうという心遣いである。

欧米では足を見せるということは、衣服を脱ぐと同じくらい性的な、はしたない行為として受けとめられていた。しかし、欧米人が靴を衣服の一部としてベッドまで脱がないという習慣も、欧米の住居が石やセメントで固められていた冷たい床であったという理由もあったのである。

近年は欧米でも日本の住居を真似して、畳やカーペットに直に座る生活も多く取り入れられるようになった。靴を脱いで家の中に入る行動様式は、著名な歴史学者トインビーも絶賛したように、すぐれた住文化であり、疲労軽減の有力な方法である。

青竹踏み踏み運動

❶ **準備するもの**　青竹または突起のついた棒、あるいは足叩き用道具*

❷ **やり方**

(1)　できれば素足になる（靴下をはいたままでもよい）

(2)　こぶしを握って背筋を伸ばし、足を思いきりあげながら五十回ぐらい青竹（棒）を踏む

(3)　足叩き用道具（木製や金属製のもので足の裏を叩く用具が市販されている）を使用するときは、素足になり、左右の足の裏をそれぞれ三十回ぐらい叩く。この際、土踏まずとか、か

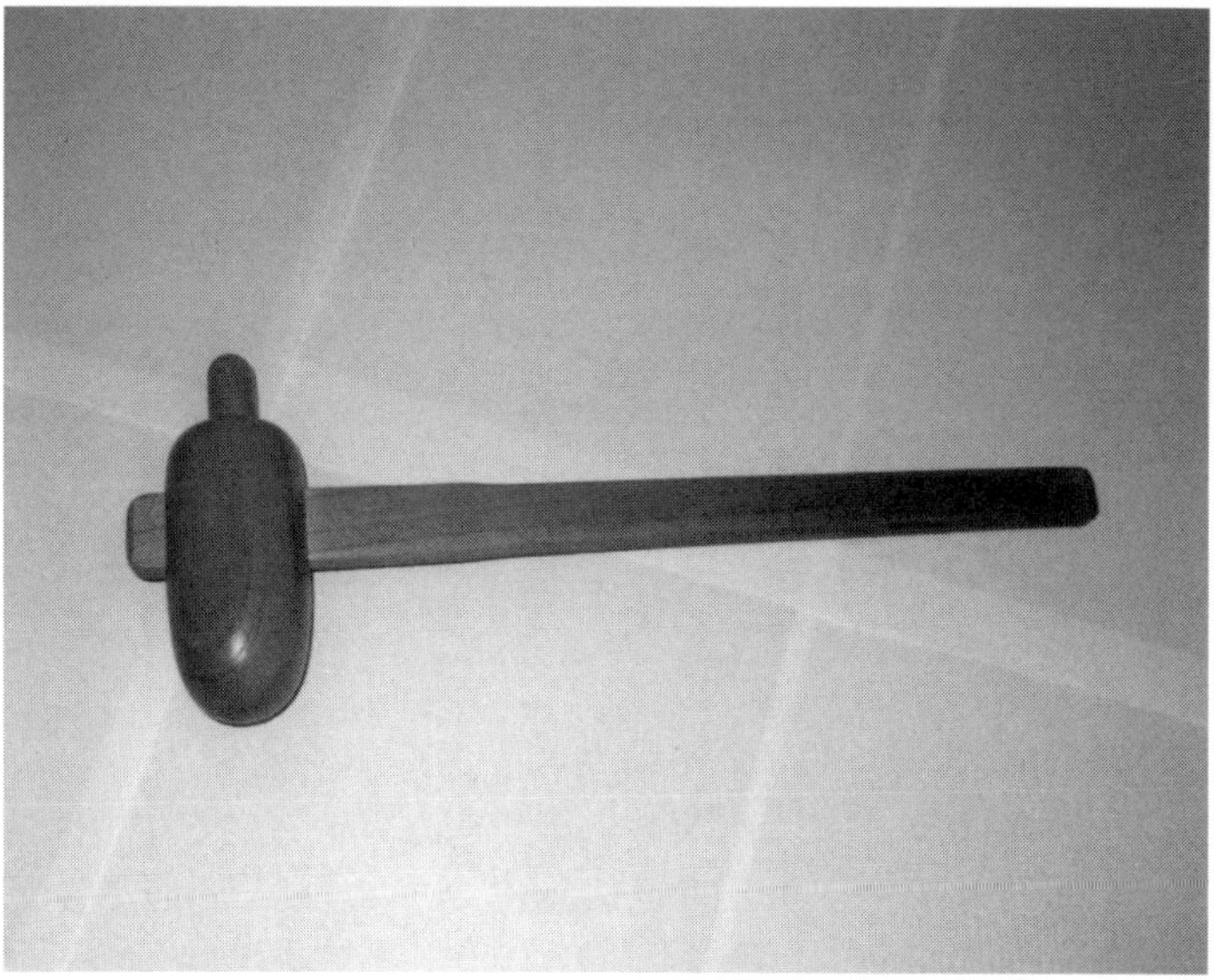

かとの「つぼ」の部分を叩くと効果は高まる。

＊写真（前頁）の用具は木製の足叩き用「かなづち」である。二十年前、友人から頂いた物であるが、柄の長さが三十三センチメートルあって非常に使いやすい。外国旅行には必ず持参する私の愛用品である。

■この運動の効果

足のウラを刺激することは、血のめぐりをよくし、ストレスやイライラの解消と疲労の回復をはかるのに役立つ。長時間立って仕事をする人は、足に血行障害を生じ、むくみが出たり、疲労が過労につながりやすくなる。

このようなとき、血行をよくするために足のウラを刺激することは効果的である。国際線旅客機のキャビン・アテンダントの人々が突起のついた丸い棒を踏み、疲労回復をはかっているのはこうした理由による。

職場でも昼休みなどには靴を脱ぎ、土踏まずの部分を叩いたり、自分の手で指圧して刺激を与えることを習慣化したい。

へそで呼吸する

腹の中央に臍《へそ》がある。母親の胎内にあったとき、栄養を補給してもらった臍の緒の切れた跡である。子どもの頃、ここにたまった垢をかきだして親に叱られた記憶をお持ちの人も多いであろう。緊張が高まったときや、ストレスがたまったとき、次の運動をおすすめしたい。

へそ集中運動

❶ **準備するもの**　椅子（座れる物）を用意する

❷ **やり方**

(1) 椅子に背筋をまっすぐにして座る

(2) 両手を自然にたらす

(3) へそ下五～六センチのところにある丹田《たんでん》を意識しながら、そこの部分だけに少し

力を入れる

(4) 口を大きく開け、五秒程度かけて息をたくさん吸い込む

(5) 丹田に意識を集中させ、十~十五秒かけて、少しずつ鼻から息を吐き出す

(6) 息が苦しくなったら、おなかの力をさっとゆるめる

❸ 注意事項

息を吸ったり、吐くときに、一、二、三と数を数えながら行うと、楽に呼吸ができる。

■ 丹田呼吸法

この呼吸法は丹田呼吸法と呼ばれ、丹田に意識をおいた腹式呼吸と、吐く息を長くコントロールする方法を結びつけたところに特徴がある。呼吸は空気を吸い込み、肺で酸素を血液に取り入れ、心臓のポンプで血液を全身に送り、運動を含む生命活動で酸素を燃焼させて、代謝産物の二酸化炭素を体外に吐き出すことである。深呼吸をすることにより、二〇〇〇cc前後の空気が入れ替わるといわれている。

■ 安全への応用

人の呼吸と緊張状態には密接な関係がある。作業をしているとき、自分の呼吸を整えることで、過度の緊張を防ぎ、余裕をもって仕事を行うことができる。普段と違った状態や異常事態に遭遇すると、体が硬直したり、軽はずみな行動に出がちになる。こうしたとき、一呼吸入れたり、深呼吸すると冷静な判断と処置がとれる。

また、腹式呼吸は腰痛の予防にも有効である。どんな場所でも気軽に実行できるこの呼吸法を実践したい。

腰を落とす

大相撲で行司が「腰をおろして」と力士に声をかける。仕切りに入る前の向かい合う姿勢を蹲踞《そんきょ》という。こうしたつま先立ちで深く腰をおろし、上体を正す姿勢をとることは、外国人にとって苦手のようである。和式便器に親しんできた日本人の伝統的習性が、こうした姿勢を容易にとらしめるのかもしれない。

しゃがみ運動

❶ やり方

(1) 首の後ろで手を組む
(2) 足を肩幅より少し広めにとって立つ
(3) 背筋を伸ばして、息を吐きながらゆっくり膝を曲げる
(4) ももの裏側のスジが軽く伸びたところで止める

(5) そのまま今度は、息を吸いながらゆっくり膝を伸ばし元の位置に戻す
(6) この一連の動作を一分間続けて行う

❷ 注意事項

(1) 呼吸はお腹でする
(2) 息をするとき、お腹がふくらんでいるか確かめる
(3) かかとを床につけないこと

■ スクワット

この運動はスクワット（squat）と呼ばれ、前項のへそ集中運動と同じく腰痛を予防するのに有効である。「息」とは「生き」のことで、呼吸は生命活動の根源である。禅では、「調身・調心・調息」というように、心身の

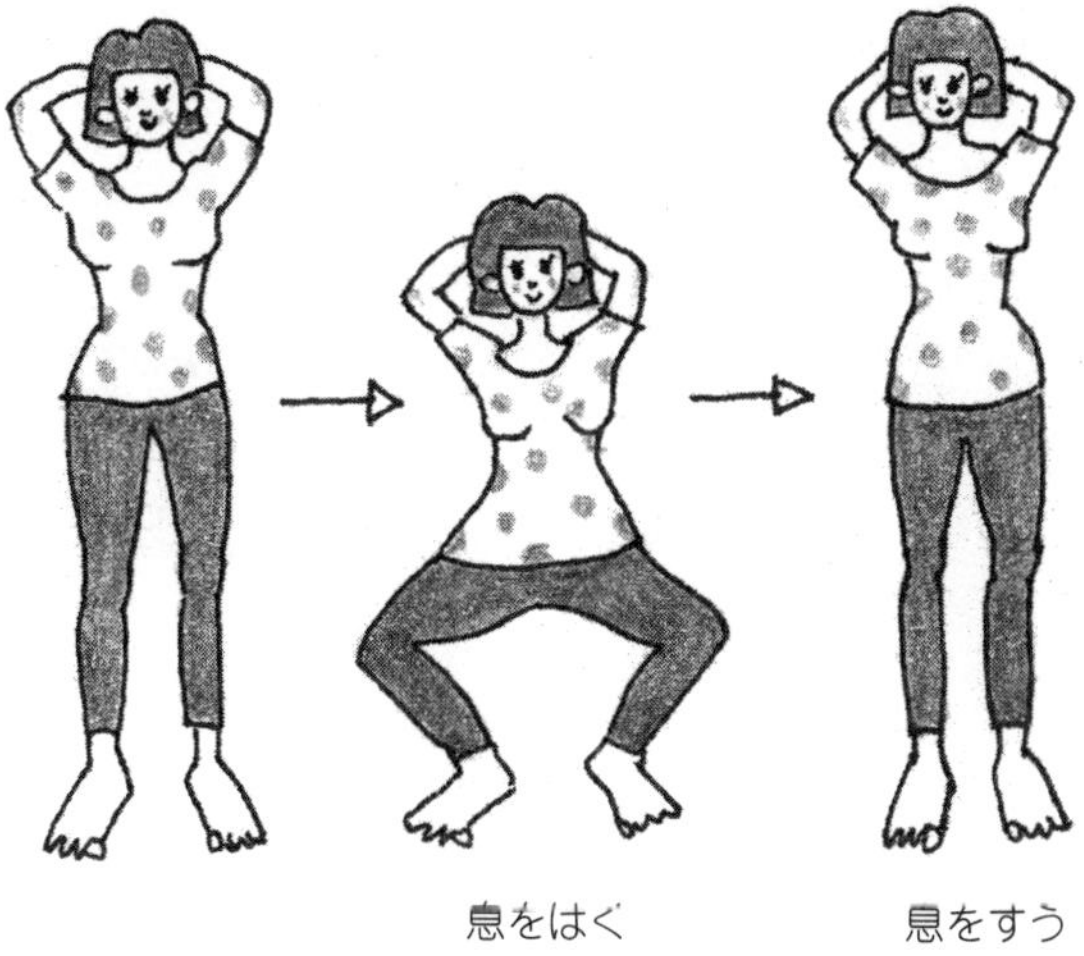

 ―― 腰を落とす

コンディションづくりに、まず息を整えることが基本とされてきた。

安全運動で、作業にとりかかる前、「一呼吸運動」や「深呼吸」をしようということが強調されてきたことは、こうした面からみても理にかなった方法といえる。

肩こりほぐし

長い時間、同じ姿勢のまま仕事を続けていると、肩や腰がこってくる。こったままの状態をそのままにしておくと、動きがにぶったり、単純なミスを起こしやすくなる。こりをほぐして、体も心もゆったりしたい。

筋肉ほぐし運動

❶ やり方

(1) 肩の筋肉に気持ちを集中させる
(2) 五秒間ぐっと肩に力を入れる
(3) 一気に力を抜く
(4) 次にひじから先の腕に気持ちを集中させる
(5) 五秒間その腕の箇所に力を入れる

(6) 一気に力を抜く
(7) 次に太ももに気持ちを集中させる
(8) 五秒間その箇所に力を入れる
(9) 一気に力を抜く

❷ **注意事項**

(1) 集中した箇所だけに力が入っていることを確認すること
(2) 身体全体に力を入れるのではない

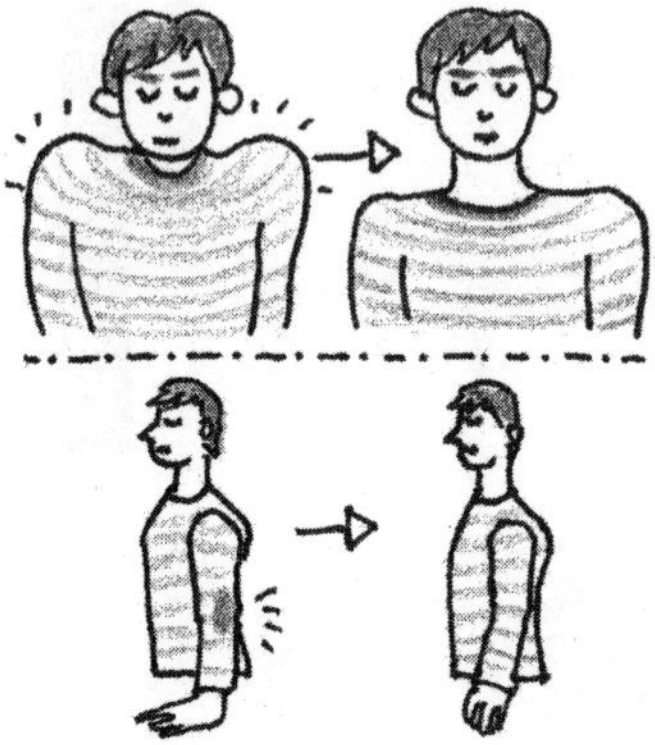

■ ジェコブソン法

この方法はエドモンド・ジェコブソンによって考え出された筋肉を段階的にゆるめるやり方で「ジェコブソン法」とも呼ばれている。緊張をやわらげることを、リラクセーションといい、深呼吸や後でとりあげるストレッチングなども同じ方法である。

筋肉のこりが心理的不快感を生むだけでなく、蓄積疲労の原因ともなるので、筋肉を十分柔らかくしておかなくてはならない。むりなく筋肉を伸ばすと、大脳の興奮が静まることが分かっている。

このほか、「肩こりほぐし」としては、左右の肩を交互に上げ下げする運動も効果的である。このとき、肩を上げるときには力を入れ、下ろすときには力を抜くとよい。

首をまわそう

足がだるい、顔がはれぼったいなど、むくみの悩みをかかえる人は少なくない。むくみは正式には「浮腫」と呼ばれ、細胞や血管のすき間を埋めている間質という部分に余分な水分がたまることによる。むくみを解消するには、滞った血の流れを促してやればよい。

頚・腕・脚動かし

❶ やり方

（頚・ネック）

(1) 右手を左側ひたいにあて、顔をゆっくり右の方向へ動かす
(2) いっぱいに伸び切ったところで止め、再び顔をゆっくり元に戻す
(3) 同じ動作を左手を右側ひたいにあて左の方向へ顔を動かす

（腕・アーム）

(1) 右手と左手を胸の前で合掌するように合わせる

(2) その形から両肘をゆっくり左右に開いていく

(3) 両手は離さず、右手と左手の指先が重なりあっているところで止める

(4) 再び両肘を下に下げながら合掌の形に戻す

(5) この動作を三回続けて行う

（脚・レッグ）

(1) 椅子に腰掛ける

(2) 右脚を宙に浮かせ、その脚をゆっくり椅子の方へ引く

(3) 最大に引いた所で止め、ゆっくり元へ戻す

(4) この動作を三回続けて行う

(5) 同じ動作を左脚についても行う

❷ **注意事項**

(1) 運動中は呼吸を止めないようにする

(2) 呼吸を止めて力を発揮すると最高血圧が上昇し、心臓に負担がかかる

■アイソメトリック・トレーニング

筋に負荷を与えて筋力や筋持久力の向上を目指すトレーニングは、レジスタンス・トレーニングと呼ばれる。この中で筋の静的収縮に基づくやり方がアイソメトリック・トレーニングである。特別な器械を使わずに短時間で行える最も手軽な練習法である。一日に三—五回練習したときに最も効果が上がる。

■この運動の効果

長時間同じ姿勢を維持したり、計器類を監視し続けると、目、肩、腰に疲労やむくみが蓄積する。アイソメトリック・トレーニングは場所もとらず、作業中にも実施し得る方法なので毎日、反復練習することが大切である。体を柔軟にしておくと、とっさのときでも機敏な対応がとれる。

アイソメトリック・トレーニングに対して、バーベルやダンベルなどの器具を用いて行う練習法はアイソトニック・トレーニングといわれる。この練習法は個人の体力や適切な指導の下に実施しないと、体をそこねる危険がある。

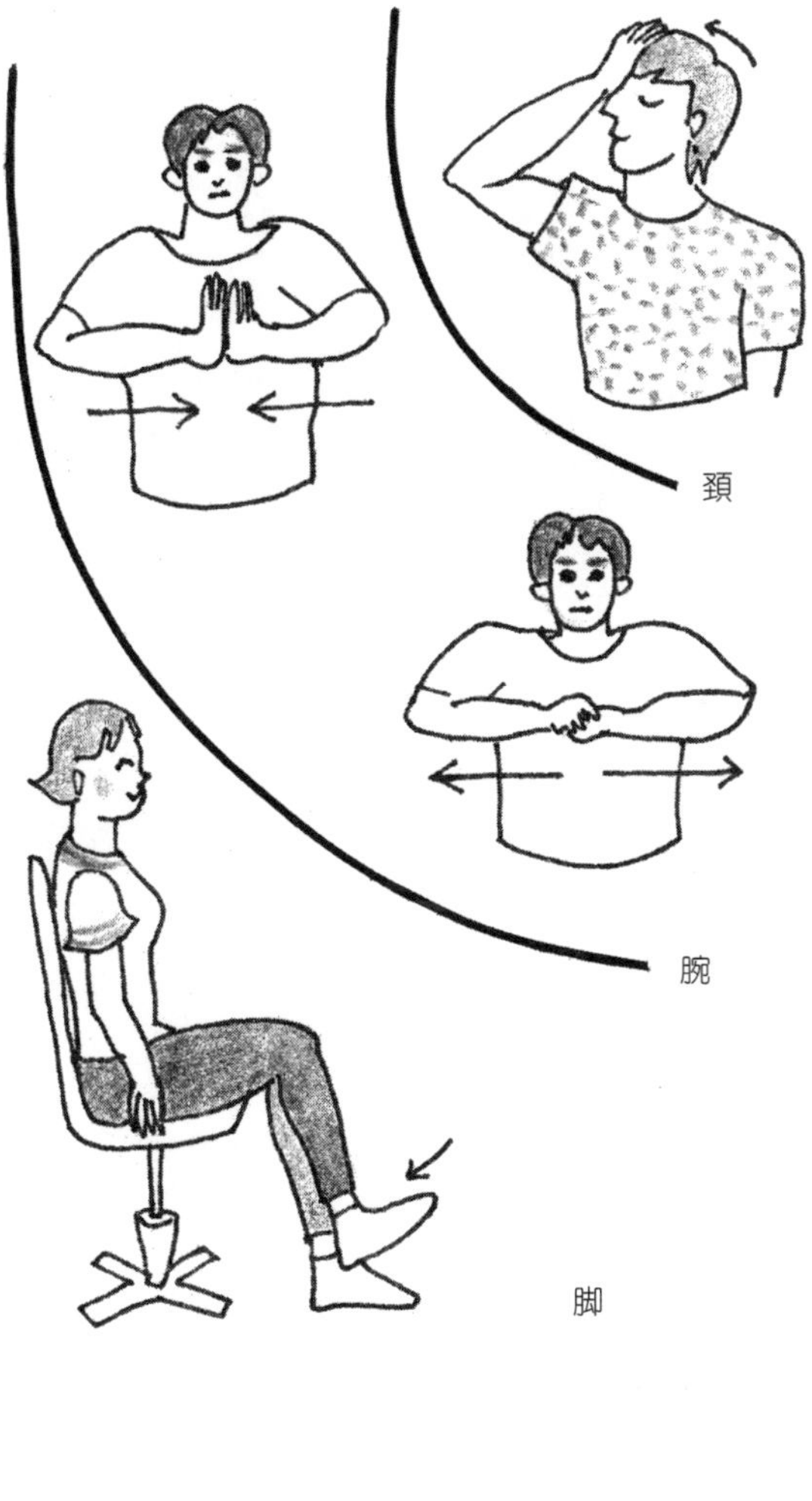

頸
腕
脚

口を動かそう

数十年前、日本にアメリカのプロ野球選手が来日してその勇姿がテレビ等で紹介された。大半の選手が試合中もガムをかんでいる姿が放映された。一部の識者がその姿を非難した。マナー知らずというのがその声であった。現在、このような批判をする者は誰もいない。日本の選手でも試合中、ガムをかむ人は少なくない。

ガムかみかみ運動

❶ やり方

ただガムをかむのは単調なので、時間評価を一緒に行うとよい。すなわち、ガムをかみ始めて二分経過したと思ったら、立っている人はその場にしゃがみ、座っている人はすくっと立つ。

❷ 注意事項

かみ終わったガムは包装紙に包み、ゴミ箱に捨てるように指示する。

■この運動の効果

口のまわりやほほなどの咬筋を刺激する筋肉運動は、大脳の活動を活発にし、意識水準を高めたり、力を発揮するのに役立つことが生理学の実験で指摘されている。眠気におそわれたときなどに、軽い体操をしたり、コーヒーを飲んだり、ガムをかんだりすると効果的だということは、日頃からよく体験することである。

かんだ後のガムをきちんとゴミ箱に捨てるなど、マナーさえ守れば、ガムをかむのは決して悪いことではない。整理・整頓・清掃・躾の四S運動にもつながる。積極的に眠気防止をはかり、単調感を解消する意味でもガムかみ運動は行うべきである。

■時間評価の難しさ

時間の長さのとらえ方は、腹時計や長年の経験による仕事の経過などによるが、その評価は主観的なものが多く、客観的事実と一致しないことが少なくない。ほとんどの人が時間を短く考え、早くしゃがんだり、立ち上がったはずである。

人間は好きなことに熱中している時は時間を忘れるが、興味のないことをやらされているときは時間を長く感じるものである。

また、時間評価は大人と子どもで異なるということが指摘されているので、家族で比較してみるのもよい。

マスクははずそう

春先になると「花粉情報」が流される。スギの飛散花粉量を天気・気温・湿度などから算出するものである。昔はさほど話題にならなかったが、近年、花粉症に悩まされる人が多い。暖かい日でもマスクをしている人は、この悩みを持っていると考えてよいであろう。マスクといえば、日本人以外これを愛用する民族はいない。外国では病院などを除き、一般の人々はほとんどマスクをつけない。マスクをつけると、伝染病患者ではないかと疑われるくらいである。

閑話休題、ここでは臭覚の運動を取り上げてみたい。臭覚は個人差が大きく、においに敏感な人とそうでない人に分かれる。また、長い間同じ環境にいると、その場のにおいに慣れてしまい、ふだんと違ったにおいや異臭に気がつかなくなることがある。

鼻くんくん運動

❶ やり方

(1) あらかじめ、木箱などにクリーム、胃腸薬、うがい薬等を入れておく
(2) 運動を始める前にこれらのふたを開けておく
(3) 目かくしをし、それぞれ箱に入っている物を取り出してそのにおいを嗅ぎ、何であるかを十秒以内で当ててみる
(4) 五種類のうち二種ぐらいしか当てられなかった人は相当臭覚がにぶい人である

❷ 注意事項

この運動は二人一組でやるとやりやすい。

■ 臭覚の特徴

臭覚（嗅覚とも言う）は五感の中でも、視覚・聴覚（高等感覚）などと比較して下等感覚または、化学的感覚とも言われている。犬は動物の中で最も臭覚が鋭い。麻薬捜査や犯罪の手がかりを探すため、警察犬が活躍するのはそのためである。

作業現場には、いろいろなにおいが混在する。長い間、同じ職場で働いているとコードの焼けた状態や、シンナー等の有機溶剤、硫化水素のにおいに気づかなくなってしまう。硫化水素を吸って死亡した事故例は少なくない。においに敏感になり、すぐに異臭に気がつくよう、かぐ力を高める必要がある。

イライラしたり、カリカリしたときには、さわやかなにおいをかぐことが心身のリフレッシュや健康の増進をはかるのに有効である。森林浴はその代表である。

近年、アロマテラピー（芳香療法）なるものも盛んである。心身の不調を治そうという治療法の一つで、古代エジプトにルーツをもつと言われている。ことに樹木の香りは末梢血液量を増やし、ストレスホルモン量を減少させるなど、生理的側面で好結果が得られているという。

疲れたときは、いいにおいをかごう。

利き目はどちら？

「あなたの利き手はどちら？」と尋ねられて答えられない人はいない。しかし、「あなたの利き目はどちら？」という質問には意外と答えられない人が多い。利き手と同様に、目にも「利き目」があることを確認し、自分の特徴を知っておこう。

利き目確認運動

❶ やり方

(1) ふだん、箸やボールを持つ方の利き手を挙げる
(2) 挙げた手の人さし指だけを立てて真直ぐに腕を伸ばす
(3) その指を近くの窓枠や桟など垂直になっているものに、両目で見て重なるようにする
(4) このまま、指を動かさずに右目だけで人さし指を見る

(5) 今度は、指はそのままで左目だけで人さし指を見る

❷ 判定の仕方

(1) 右目を閉じて、窓枠や桟と人さし指がずれたら、右目が利き目

(2) 左目を閉じて、窓枠や桟と人さし指がずれたら、左目が利き目ということになる

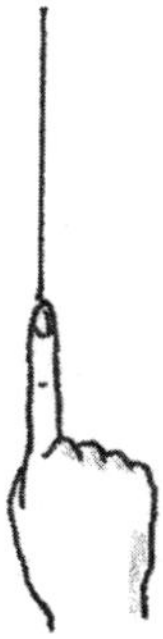

■ 両眼視差

普通、我々は両眼で物を見る。両眼は約六〜七センチ離れている。このため、立体や三次元の空間を見るとき、左目と右目の網膜像にはずれが生ずる。このようなずれを両眼視差という。このずれを脳の中で融合することにより、奥行きを感ずることができるのである。

目にケガをして眼帯をかけたときなど、立体感や奥行き感がなくなる場合がある。これは、私たちが両眼で物を見ている証拠である。

「利き目」の存在を知っていると、利き目以外の領域に注意をはらうことができ、正確な観察をするのに役立つ。特に利き目と反対の対象に注意を向けるときは、顔をそちらの方へ向け、対象物を指さしながら見るように心がけたい。

なお、参考までにいうと足の場合は「利き足」という言葉は使わない（「閉眼片足一本足運動」の項、9頁参照）。

前後の音に弱い

我々の周囲にはさまざまな音が存在する。これらの音は物理的法則の下に人間に種々の影響を与えるが、それはまた心理学的法則にも従った現象として扱われる。例えば、物理的に同じ音であっても、聞く人の好み、態度などにより異なった音として受けとめられる。抽象音楽の愛好者にとっては電子音楽が素晴らしい音であるかもしれないが、音楽嫌いの人にとっては、ただの雑音や騒音にすぎない。

聴覚の特徴を知るために、次のような実験を試みてはどうであろう。

音あて運動

❶ やり方

(1) カセットテープ・レコーダーおよび音の入ったテープ、または笛、小型ラジオを準備しておく

(2) 実験対象者（被験者）に目を閉じさせる

(3) 実験者は被験者から約二メートル離れ、前後・左右・斜め左右前後の八方向から音を出す

(4) 被験者は音のした方向に体を向け、その方向に間違いないと自信があれば手を挙げる

(5) 八方向についての実験を二回繰り返す

❷ 注意事項

(1) 実験者は音を発信するとき、人の耳の高さで送るようにする

(2) テープ・レコーダーの代わりに、実験者が手を叩いたり、笛をふいてもよい

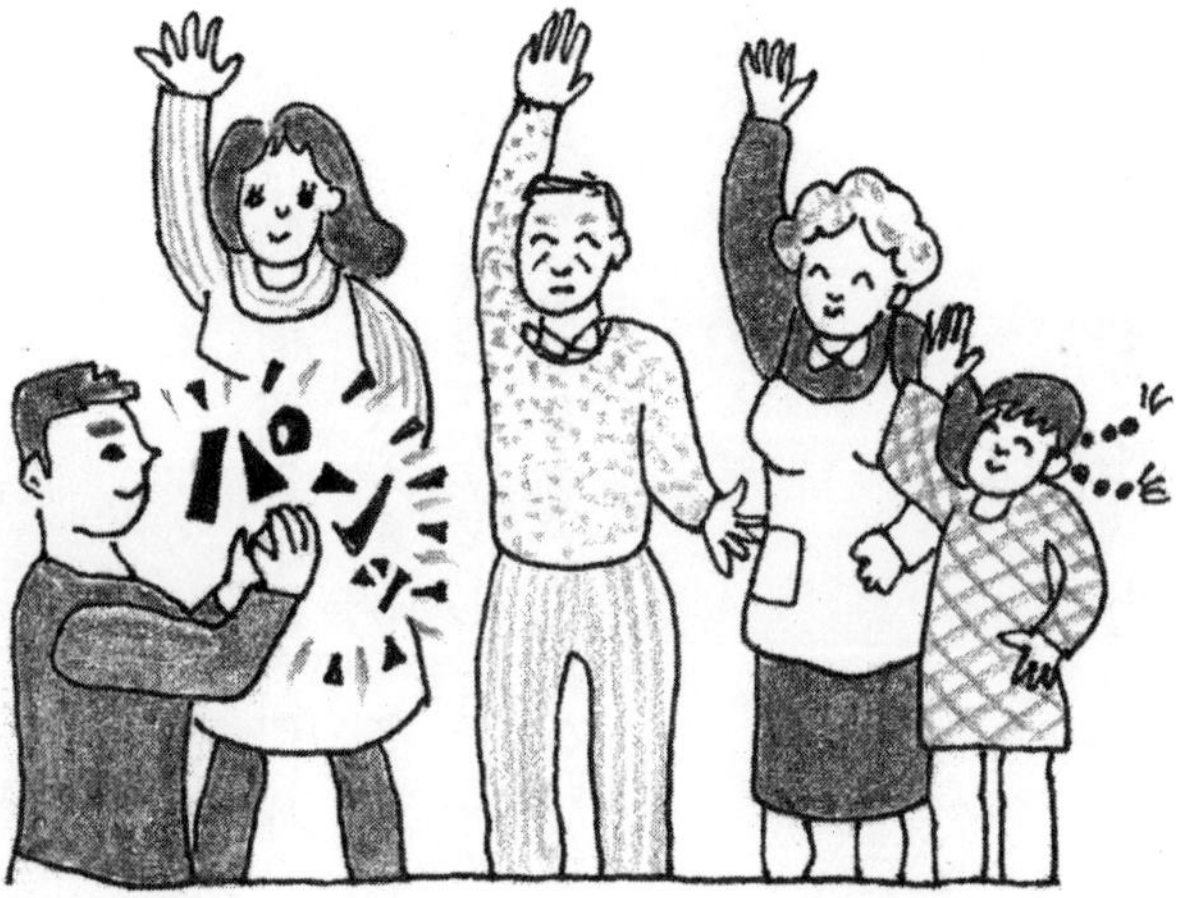

■ 音源定位

音源の方向・距離を判断することを音源定位という。我々が視覚に頼らず、音の発信された位置を知ることができるのは、両耳効果によるものとされている。音源が正面・真後ろのときは、両耳への距離が等しいので方向の判断ができる。ところが、音源が左右に偏ると両耳への到着の距離が異なり、位相差が生ずる。それが方向および距離判断の手がかりとなる。

職場では危険を知らせるため、笛やサイレンなどを使うことが多い。騒音が大きい所では聞きとりにくいことがある。こうしたとき、両耳効果を応用するとよい。すなわち、音が聞こえたら、体や顔の位置をいろいろな方向に向け、その音を聞くと方向や距離がはっきりつかめる。

白昼夢を減らそう

ふだん、我々は感覚機能の重要性とその受益度をあまり意識しない。五感の重要性を示す簡単な実験を試み、思考・連想の問題を考えてみよう。

連想ゲーム

❶ やり方

(1) 実験者は被験者に次のような説明をする

(2) 両手を肩の高さまで挙げさせ、前に突き出し、こぶしを握らせる

(3) 目を閉じさせる

(4) 「これから漢字についての質問をするので、その字が分かったら右手を挙げること、挙げた手は二秒ぐらいで元に戻す。終わりというまで、目は閉じておく」と教示して次のような質問をしていく

(5)「木へんにカタカナのハとムを重ねた字は何という字？」「はい、結構」「いまの字は松です。では次」

(6)「木へんにカタカナのノを三つ書いた字は？」「はい、結構」「いまの字は杉です。では次」

(7)「木へんに毎日毎日の毎を書いた字は？」「はい、結構」「いまの字は梅です。では次」

(8)「木へんに横浜市の市を書いた字は？」「はい、結構」「いまの字は柿です。では次」

(9)「木へんに何億何兆という数字の単位の兆という字は？」「はい結構」「いまの字は桃です。では最後」

(10)「木へんに何尺何寸の寸という字は？」「はい、それでは目を開けて」

(11)最後の字を相手の人に言わせてみる

❷ 注意事項

(1)途中で手や指を動かす人がでるが、これは禁止する

(2)説明（教示）をするときは、相手の人が聞き取りやすいようハッキリ、大きな声

で行う

この実験で最後の漢字、すなわち、「村」という字に手を挙げることができる人が非常に少ないことを見出せるはずである。この実験を開眼させ、指を自由に使えるようにしてやってみると、正答率は一段と高まる。例えば、前方に「禁煙」のような標識があり、それを見ながら連想できれば、林という字から松という漢字が容易に連想できる。また、手のひらや机の上にハとムという字をなぞってみれば、松という字がすぐ分かる。それぞれ、視覚や触覚が使えるからである。

閉眼やこぶしを固く握らせることは、視覚や触覚から入る情報を閉ざしたことと同じであり、聴覚だけを頼りに連想せざるを得なかったことになる。

このように、ふだん使っている感覚が不自由になった状態で物事を判断し、連想すると、その能力が低下することが判明する。また、最後の「村」の字が分かりにくかったのは、同じ文脈で考えていたのを別の方向へずらされたことによるのである。

■ 意識の迂回

「心ここにあらざれば、見れども見えず、聞けども聞こえず」という諺がある。作業中に作業とは別のことを考えだしたり、想いだしたりすると、対象を見ているようでも正確に見ていなかったり、聞きまちがえたりする。仕事をしている最中にボーッとしていたり、あらぬ方向を見てポカンとしている人をみかけるが、こうした状態は空想や意識の迂回と呼ばれる。

このように、個人が自分の心の中で考えごとを続けると、不安全行動が発生しやすくなる。監督者や同僚は、こうした状態に陥っている人を見たら、すぐ本人に注意を与えると同時に、その原因が何であるかを探る努力が必要である。

一般に迂回の原因となるものは、不平・不満・心配事・悩み事などである。

こうした迂回をすこしでも小さく、軽くするために、彼らの相談相手になってあげることが大切である。人は誰かに不満や悩み事を打ち明けることができれば、胸のつかえは軽くなる。

イメージを豊かに

オリンピック選手や著名な運動選手が競技を行う前に、集団から離れ、一人瞑想にふけっている姿がテレビ等で放映されることがある。あとでその選手に聞くと、「競技の最初から終わりまでの過程を頭に描き、自分をその中に置くのです。そうすると、どんな場面でどのように振る舞えば良いか分かって、とっさのときでもまごつきません」というような答えが返ってくる。

このように、頭の中にある事柄を思い浮かべるものがイメージである。日頃から、まわりの状況を正確に観察していないと、具体的状況を再現できない。イメージはその人の心の中の考えを具体的に出すものであるから、記憶力のほかに想像力を発揮する必要がある。作業の前に、この体操を試みよう。

イメージトレーニング

❶ やり方

(1) スポーツを何かやっているかを問いかける

(2) 今やっているものでも、昔やったものでも構わない

(3) そのスポーツが上手にできているところを想像させる

(4) リーダーが見本を見せる、例えば野球ならホームランを打つところとか、ゴルフならボールをグリーンにのせるところなど

(5) 各人にそれぞれイメージし

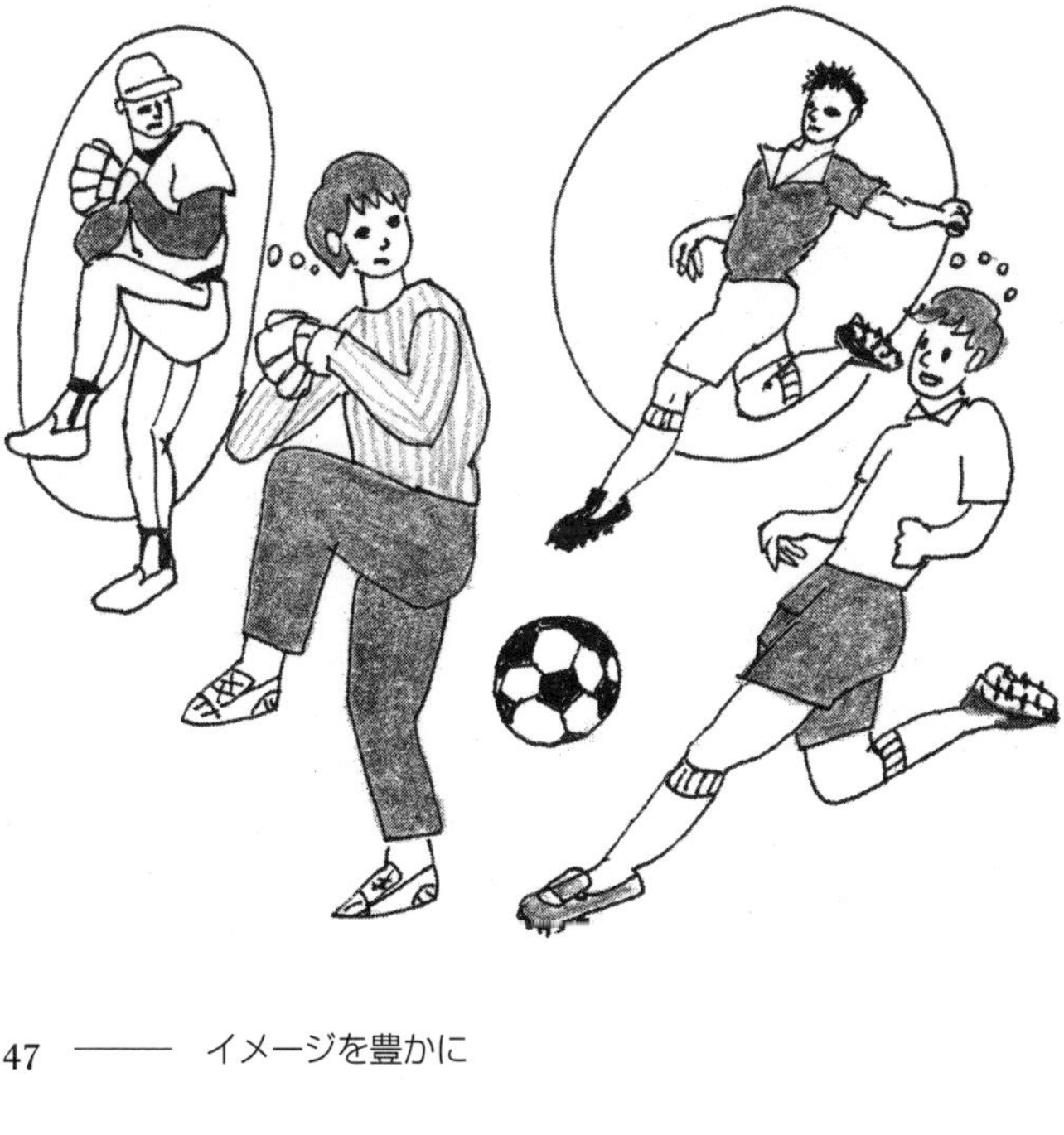

たことを、リーダーがやったように、ポーズをとらせる

❷ 注意事項

(1) ポーズをとらせるとき、「ソレ！」とか「ヤア！」と発声させる
(2) 恥ずかしがって声を出さない人には大きい声を出させるようにする
(3) 二、三のスポーツをイメージした後、安全帯をかけるときのことを想像させ、やらせてみるとよい

■ 危険予知活動の有効性

危険に対する感受性を鋭くし、職場で安全作業を遂行するために、危険予知訓練（KYT）が行われる。その日の作業で発生しそうなトラブルや不安全行動を朝のミーティングのとき全員で検討し、そうした事態が起こったらどうすべきかを考えておく活動や訓練をいう。

現場で作業を行うとき、必ず段取りや手順が決められる。このとき、事前にその状態を想定し、手順を頭の中に描き、その動作を頭の中でやってみるのが有効な手段になる。なぜなら、その手順の中で抜けていた動作や違ったやり方をしていることがあったらそ

れに気づき、修正することができるからである。したがって、作業への準備運動として、活動場面を正確に表現する力を養うことに、このイメージ体操は役立つ。

色を追跡しよう

この本は活字がタテに組まれているが、専門書などではヨコ組のものも多い。外国語や数式の記述に便利なことがその理由の一つにあろう。日頃の生活習慣によって異なるが、横に読んでいくのが得意な人と縦に読むのが好きな人で読み取りの速さは違ってくる。横断歩道を渡るときなど、先に左を見て次に右を見る場合と、右を先に見て、次に左を見る場合で比較して、どちらが自分にとってやりやすいかを検討してみるのもよいであろう。

カラー追跡運動

❶ やり方

(1) 各人に図（口絵参照）のような赤・青・黄・緑の円が描かれた見本を配る

(2) リーダーも各人に渡す見本と同じ物を手に持つ

(3) リーダーは色見本の中から一つの色を選択し、その色と同じ色の円をできるだけ早く見つけ出すように指示する

(4) 各人は指示された色を見つけ出し、その数を答え、実際の数と照らし会わせる

(5) 赤・青・黄・緑で各一回ずつ、計三回行う

❷ 注意事項

色の見本を長時間見つめると、目が疲れるので、目の疲れを感じたら、一分ぐらい目を閉じてリラックスしよう。

■ 眼球の運動

指定された色を見分けるとき、左から右へ横に目を移動させた場合と、上から下に目を移動させた場合で速さが違うことがある。ふだん、我々は両眼で物を見ているが、両眼は相ともなって働いている。眼球は静止することなく、たえず運動していて、対象を注視しているときには小さな速い運動を繰り返す。これを微動と呼び、一秒間におよそ三十~七十サイクルの割合で起きているといわれる。さらに、注視中には緩慢な流動(サッカード)もみられる。この飛躍運動は一秒間に三~五回ぐらい起きている。

サッカードは眼球の微動を調整し、注視点の移動の役目をしている。そしてまた、この運動が起きているときには、感覚情報を受け取ることはできない。したがって、感覚情報を受け取ることができるのは、この運動の停止中、およそ四分の一秒の間ということになる。もちろん、この間にも微動は起きている。

耳を澄ます

作業環境には種々の音が存在する。けれども、我々はこれらすべての音に注意を向けているわけではない。自分にとって必要で関心のある音がよく耳に残る。一つの音だけに注意を集中して耳を傾けると、その音だけが意識に残り、注意がそこに集められる。

瞑想運動

❶ **やり方**

(1) 各人に目を閉じてもらう
(2) リーダーの「用意始め」の合図とともに三十秒間、何か一つの音に集中して耳を傾けてもらう
(3) 三十秒たったら、リーダーは「止め」と声をかけ、各人に目をあけさせる
(4) リーダーは数人の人に、どんな音に耳を傾けたかを尋ねて、答えさせる

(5) 次に同じ要領で、別の音に耳を傾けてもらう
(6) さきほどとは別の人に、どんな音に耳を傾けたかを尋ねる

❷ 注意事項

(1) 騒音があって一つの音に集中しにくいときは、メトロノームの音などで代用してもよい
(2) 「音あて運動」と併用すると効果が高まる

■ 瞑想の効果

五感の中でも三大感覚といわれるものが視覚・聴覚・触覚である。視覚は睡眠をとるとか、アイマスクをかけると遮断できるが、聴覚は耳栓でもかけないかぎり音をカットできない。視覚を使えなくすると、他の感覚が鋭敏になる。瞑想は視覚情報を遮断して聴覚の力を高める応用法の一つである。

また、瞑想法はヨーガ、禅、チベット仏教などにおける様々な行法の総称として用いられている。瞑想が完全に行えれば、呼吸数も減少し、酸素消費量が低下することが確認されている。調身・調息・調心の状態では、脳波もアルファ波(精神的に落ちついた

ときに現れる）に変化する。

脳波にはアルファ波（比較的高振幅の波）以外に、興奮時に出現するベータ波、まどろみのとき現れるシータ波など、さまざまな波が観察されている。

親指から小指へ

人間は考える動物であると同時に、道具を使う動物でもある。どのような作業でも、手や指を使わないものはない。手は識別能力も高く、第二の脳ともいわれる。手指を器用に多用する人は長命の率が高いという指摘がある。

また、手指を使って運動することは、大脳の活性化にもつながる。したがって、手指を使う運動は毎日反復練習することが大切である。

手指運動

❶ やり方

(1) 両手を前に突き出す
(2) 右手をジャンケンのグー、左手をパーにする
(3) 右手で数字の一から五までを数えつつ、親指から一本ずつ開いていき、同時に左

手は親指から小指へ指を曲げて数えていく
(4) 今度は逆に右手をパー、左手をグーにした状態で(3)の動作を行う
(5) この動作を連続三回繰り返す

❷ 注意事項

(1) この運動は慣れるまで速くやることができない。途中で指がこんがらかることがあるが、いらだたないでゆっくりやるよう指示するとよい
(2) 右手と左手がうまく共応しないと癇癪《かんしゃく》を起こす人がいる。こうした人には、速さより正確にやることを強調する必要がある

■ 五指の特徴

かつて私は、手指に関する実験的研究を行ったことがある。五指電鍵や各指の機能特性を調べる装置を作り、速度・仕事量・正確性・力量・分化性などの特徴を測定した。詳細については拙著『増補新版　人間工学』(恒星社厚生閣・一九九七年)を参照してもらうこととして、その結果の一部を紹介しよう。

すべての機能で秀でているのは示指(第二指)で、母指(第一指)中指(第三指)がこ

れにつぎ、一番劣っていたのは薬指（第四指）であった。薬指は比較的固定的、恒常的な運動をする。そしてあまり訓練されてないため、その人の素質的な面を表しやすい。したがって、薬指に負担をかける機器や道具は好ましくない。

両腕を下げる

試験や試合の前、人前で話をしなければならないようなとき、呼吸があらくなったり、冷や汗がでる。いわゆる「あがり」の状態である。事柄の成否が本人にとって重要であればあるほど、不安や緊張感が高まり、目的の行動の達成が困難になりやすい。あがりの度合いには個人差があるが、外国人に比べて日本人はあがりやすい民族であるといわれる。緊張や不安の軽減法としては、次の運動が効果的である。

落ちつき運動

❶ やり方

(1) 椅子（台など何でもよし）に座り、足を十五度ぐらい開く

(2) 両手を体の横へ自然にぶら下げる。このとき、背中は椅子から少し離し、前傾姿勢をとる

(3) 目を閉じて、しばらく心を落ちつかす

(4) 右の腕全体に漠然とした注意を向け、心の中で「右腕が重たい、右腕が重たい」と繰り返し唱える。これを一分間続ける

(5) 一分経過したら、目を閉じたまま胸で三～四回呼吸をし、次いで両腕を水平に上げて腕を数回曲げ伸ばした後、ゆっくり目を開ける

(6) 目を開けたらまた(1)からやり直し、これを二～三回行う

❷ 注意事項

(1) 一分間唱え続けたら、腕が重くなっても重くならなくても、いったん打ち切ることが大切である

(2) この方法は催眠を母体にして作られているので、練習を進めていくうち催眠にかかったときと同じようなことがある。こうした状態への対応法として、始めに深呼吸をしたり、両手を握ったり開いたりするとよい

■ 自律訓練法

この運動は自律訓練法と呼ばれ、ドイツの精神医学者ヨハネス・ハインリッヒ・シュ

ルツが開発した。この方法を実施するときは、弛緩《しかん》しやすい環境を整えなければならない。ネクタイ、ベルト、腕時計などの体を圧迫するようなものは、あらかじめゆるめておく必要がある。また、練習は空腹時や食事直後は避けなくてはならない。

自律訓練法は事務所や自室、現場や電車の中であれどこでも実施できる。あがりやすい人、緊張しすぎる人々に落ちつきを取り戻せるので大いに活用したい。

目を休ませよう

事故や災害原因の上位にくるものに、認知・確認のミスがある。形や文字を読み違えたり、見逃してしまったりする。こうしたミスは対象が見にくかったことが原因のときもあるが、作業者の居眠り、疲労などが関係していることがある。対象をしっかり見るために、目の健康を守ることは大切である。目の疲れをとるために次のような運動を行うとよい。

目のクリクリ運動

❶ やり方

(1) 立位でも座位どちらでもよい、目を普通に開く
(2) ギュッとまぶたを閉じる
(3) できるだけ大きく、パッと目を開く

(4)そのままで、目の玉だけを左に向ける

(5)続いて目の玉を右に……、上に……、下に……

(6)目の玉を四方向へ動かしたら、目を閉じて一分間休む

(7)一分たったら、同じことをもう一度繰り返す

❷ 注意事項

(1)顔を各方向に向ける人がでるが、目の玉だけを動かすようにさせる

(2)目が疲れたときは、クリクリ運動以外に、まぶたを閉じ、その上を軽く指で押すとよい。なお、目の回りを指圧するときは、清潔な手ですること

■ 目の玉確認

目は心の窓とも言われる。疲れた目や充血した目は危険信号を意味している。安全管理の標語に「目の玉確認」という言葉があるが、これは朝出勤してきた部下の表情、特に目の状態を

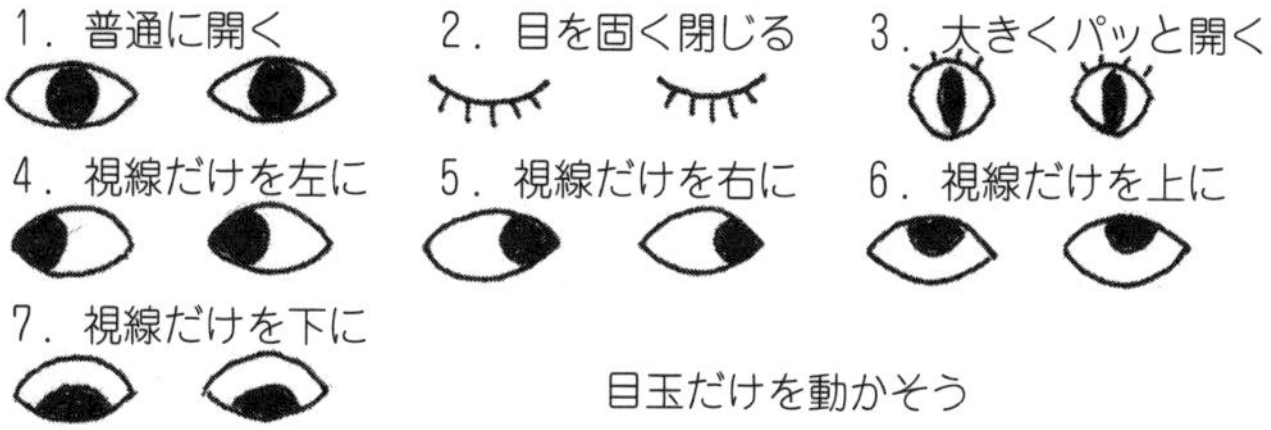
1．普通に開く
2．目を固く閉じる
3．大きくパッと開く
4．視線だけを左に
5．視線だけを右に
6．視線だけを上に
7．視線だけを下に

目玉だけを動かそう

監督者や同僚がしっかり見抜くことの必要性を表現している。帽子をかぶっていたのでとか、眼鏡をかけていたから、相手の表情や目の様子が分からなかったなどという言葉は、いいわけにすぎない。顔色の悪い部下や表情のさえない人を見たら、是非、積極的に一声かけたいものである。

標識を想い出そう

コンビニエンスストアーや本屋で探し物をしているとき、あれ！ こんな所にこんな物があったと気づくことがある。我々は視野に入っている物をすべて注意深く見ているわけではない。もし、外界のあらゆる刺激がことごとく意識されたら、頭の中は混乱し、収拾がつかなくなってしまう。したがって、人間があることに注意している状態のときは、他のことが注意されないのが自然法則といってよい。こうした現象は昔から注意の選択性として指摘されていた。

これと同じように、日常見慣れている物を正確に想い出すことは、なかなか難しい。ふだん、見慣れている物を想い出す習慣を身につけるため、次のようなことを試みてみよう。

想起運動

❶ やり方

(1) 各人に目を閉じてもらう
(2) 道路の交差点に設置されている車用の「信号灯」と「一時停止」の道路標識の形や内容、色などを想い出して、頭の中にイメージすることを一分間続ける
(3) 一分間たったら目を開けてもらう
(4) リーダーは適当な人を選び、「信号」の色を向かって右側から言わせる
(5) もし、不正解だったら別の人を選び、正解が出るまで続ける
(6) 次に「一時停止」の標識の形と、背景の色、文字の色をリーダーは誰かを選び言わせる
(7) もし、不正解だったら別の人を選び、正解が出るまで続ける

❷ 注意事項

「信号灯」にみられるよう一番重要な刺激（この場合、車を止まらせる赤）を視覚的妨害をうけにくい場所にセットしてあることを参加者に認識させる必要がある。

■ 図と地

黒板に白ぼくで字を書くとき、白い字（形）をはっきり認知できるのは、黒板という背景（地）が関与して知覚を有効にしているからである。このとき、黒板の枠いっぱいに大きな字を書いたのでは、見ている人に明瞭な輪郭は与えられない。このように、知覚の成立には、形として知覚するような刺激内容と、認知とは関係なく機能的に意識に作用し、地として知覚を成立させる条件の両者が関与する。

道路や作業現場にはさまざまな指示標識（通行止め、車両進入禁止等）、案内標識（出口、駐車場等）や警戒標識（落石の恐れ、踏切あり等）があるが、これらの標識の中には見にくい物や何を意味しているのか分かりにくい物がある。そしてまた、ふだん我々はこれら標識の形や地の色を問われても、なかなか答えられない。意識してこれらの対象を見る習慣が、こうした想起運動を繰り返すことにより養成される。

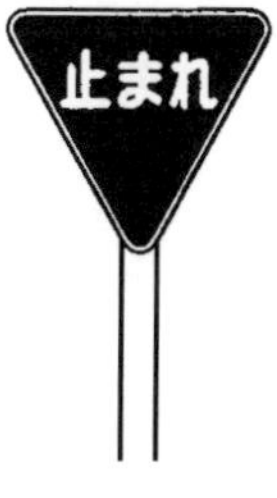

ちなみに、「信号灯」は向かって右から赤、黄、青（緑）であり、「止まれ」の標識は逆三角形で地は赤、枠の部分が白で色どられている。また、形（図）と地の関係では、赤と白、黄

と黒の配色が最も見やすいことが実験結果で指摘されている。

次いで、緑と白、青と白、紫と白、白と黒などが見やすくなっている。安全色彩、ポスターなどにこれらの配色が用いられているのは、こうした理由によっているのである。

聞き耳を立てよう

騒音環境下では、音声伝達の効率化を考えなくてはならない。例えば「交替」という場合、「子どものこ、上野のう、煙草のた、イロハのい」といった語つづり技法を応用するとよい。一般に音節よりは単語、単語よりは文章のほうが了解しやすい。このことは、人が語音を識別するとき、聴覚の特質だけではなく、記憶や学習にも依存していることを示している。そしてまた、見たり、聞いたりする知覚現象は、特別の意識・目的を持たないぼんやりした状態でいるよりも、はっきりとした目的を持ち、意識して知覚しようという構えや態度を持って臨んだときのほうが、正確な知覚ができる。

聞き取り運動

❶ やり方

(1) リーダーはメガホンまたはマイクを持つ

(2) 各人にこれから伝達する事項を絶対に聞きもらさないよう注意する
(3) 自分の聞き耳と思う方の耳をリーダーの方に向けさせる（体が九十度回転する、したがって、リーダーから見て右向きになる人もいれば、左向きになっている人も出る）
(4) 各人に目を閉じてもらう
(5) リーダーは大きい声でゆっくりと、「今朝、通勤の足どりは軽かったか？」「気分よく仕事を始められるか？」と問いかける
(6) リーダーは数人の人に、最初の質問を反復させ、その質問への回答を言わせる
(7) 次に第二の質問を、別の数人の人に反復させ、その質問への回答を言わせる

❷ 注意事項

「聞き耳を立てる」という言葉のように、聞こうという注意を集中させなくてはならない。

■ ヘルス・チェック

前項の質問文は、毎日のヘルス・チェックで使用されなければならない基礎的事項である。このほか、「午前中の勤務時間を短く感じたか？」「昼食をおいしく食べたか？」

「昼休みに運動したか?」「何か悩んでいることはないか?」等をリーダーは絶えず作業者に問いかけるよう心がけたい。

両手をひろげよう

体操選手が平均台の上で競技するときや、サーカスで綱渡りする曲芸者がバランスをとるために、両手を広げて平衡を維持しているシーンをみかける。安定した姿勢をはかるために、両手は重要な役目を果たす。右手や左手だけでバランスをはかろうとしても、決してうまくいかない。両手を同時に使うことが、この種の運動では大切である。

飛行機運動*

❶ やり方

(1) 両手を約二十センチの間隔であけ、手の甲を前へ向け、目は斜め下を見ながら立つ

(2) 下腹に意識を集中し、腹式呼吸の要領でゆっくり五回息を吐く

(3) 両手を振り、左右にゆっくり体を捻転するこの動作を五回行う

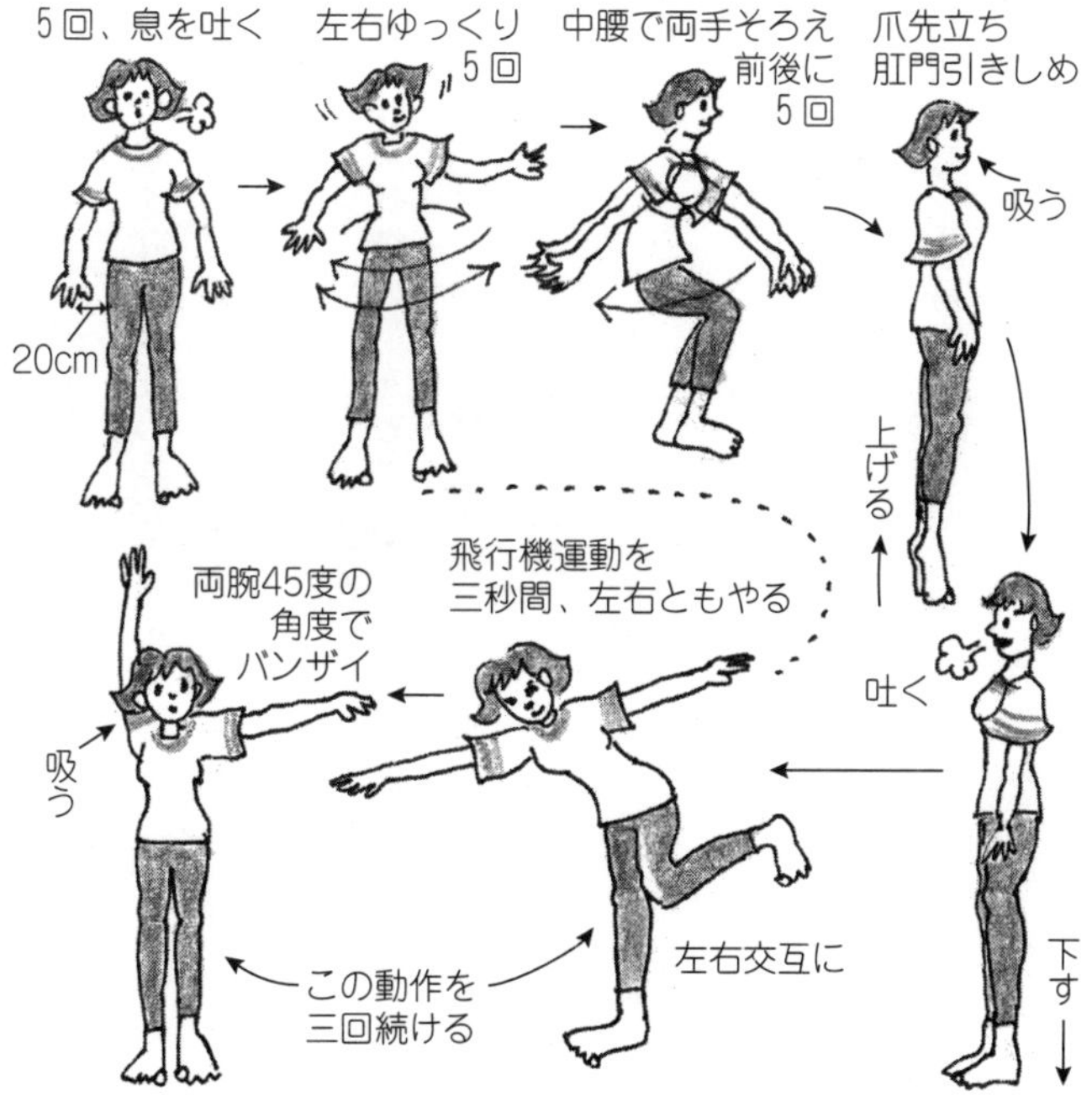

5回、息を吐く
20cm
左右ゆっくり
5回
中腰で両手そろえ
前後に
5回
爪先立ち
肛門引きしめ
吸う
上げる
吐く
下す
飛行機運動を
三秒間、左右ともやる
両腕45度の
角度で
バンザイ
吸う
左右交互に
この動作を
三回続ける

(4)　腰を十センチおろした中腰の姿勢で両手を前後へ五回ふる
(5)　爪先で立ち（かかとを上に上げ）肛門を引き締めながら息を吸う
ついで息を吐きながらかかとを下ろす
(6)　両手を開き左足で立ち、右足を後ろへ上げながら、体を前へ倒し、飛行機の型をとる
(7)　三秒間飛行機の型をとったら、元の位置に体を戻し、今度は右足で立ち、左足を後ろへ上げながら、体を前へ倒し、飛行機の型をとる
(8)　三秒続けたら、元の位置に戻す
(9)　息を吸いながら両腕を約四十五度の角度を保ちながら、バンザイをした高さまで上げる
(10)　次に息を吐きながら、両腕をゆっくり下ろす。この動作を三回続ける

❷ 注意事項

(1)　前傾姿勢を維持することが大切である
(2)　息を吸ったり、吐くときに、一、二、三と数を数えながら行うとよい
(3)　飛行機の型を三秒間続けられなかった人は平衡感覚が相当衰えていることを自覚

すべきである

＊この運動は、高橋浩著『パワーアップ教育研修のノーハウ』総合労働研究所、一九九四年刊の内容を参考にした。

集団用

目撃の信頼性は低い

女性の職員は毎日洋服を替えて出勤する。同じ服装で出社しようものなら、「どこかへ昨晩はお泊まり?」などと嫌みをいわれかねない。外国映画を見ていると、会社のボスは秘書などに「今日の髪形はいいね」「いいセンスの服装」などと必ず声をかけている。日本ではセクハラを警戒するせいか、この種の声を掛ける人はほとんどいない。いや、それよりも無頓着な監督者が多いといったほうが適切かもしれない。声をかけなくともよいが、部下の姿には注意をはらいたいものである。

まちがい探し運動

❶ やり方

(1) 二人一組になって、二メートルぐらい離れて向かい合う

(2) ジャンケンをして負けた人は目を閉じる

(3) 勝った人は服装を間違い探しの要領で四～五カ所変える
(4) 合図をしたら負けた人は目を開けて、三つ数える間に、相手の服装をよく見る
(5) 数え終わったらまた目を閉じて、相手の服装を想い出しながら、どこが変わったかを話してみる
(6) 服装を変えた人は、相手の回答をチェックして指摘できなかったところを答えてあげる
(7) 今度は役割を交替して同じことを行う

❷ **注意事項**

役割を交換し、時間の余裕があるときは、同じ要領で観察者に上半身だけに注意を集中させて同じ実験を試みて、前回との比較を行うとよい。

■ 注意範囲の限定

見るものを正確に把握するためには、見る対象の範囲を限定する必要がある。範囲が限定されると、その部分にだけ注意が注がれるので、細かい観察ができる。現場で実施している「指差呼称」はこの効果を応用している。すなわち、指さしを行うことは、そ

の対象に視線を当てることになる。視線の焦点の合ったところにはよく注意が向き、視線から外れた部分は注意が向きにくい。したがって、指差呼称は是非実行したい。

けれども、指差呼称がマンネリ化すると、形式的になりがちになる。指さしをしていても、顔が別の方向を向いていては意味がない。指をさす方向へしっかり顔をむけ、対象を見据えながら、〃○○よし〃と声をかけなければならない。

一般に目撃の信頼性は低いといわれる。正確に観察したつもりでも、細かい部分にまで注意力はいきわたらない。注意力を高めるためには注意の範囲を限定する必要がある。指差呼称が有効なのは、声を出して脳の活性化をはかると同時に注意の範囲を限定することができるからである。

呼びかけに応じよう

挨拶をしても返事をしない上司がいる。特に権威的なリーダーシップを発揮して、部下から煙たがられている管理監督者に多い。こうした管理監督者は下の者には威圧的態度で接するが、上の管理者にはお世辞やおべっかを使う。そのくせ、挨拶をしないと、あとで〝あいつは頭が高い〟などと文句をいう。挨拶ぐらい返しても損はないのにと思うのだが、一言も口をききたくないという様子である。挨拶はコミュニケーションの始まりであり、基本でもある。

こだまがえし運動

❶ 準備するもの

次のような安全に関する二つの文章をあらかじめ印刷しておく。

一「プロだから、正しく使おう安全帯。みんな仲間だ、一声かけよう」

二「お互いに、一声かけて安全確認。危険の芽、先につみとり安全作業」

❷ **やり方**

(1) 二人一組になり向かい合う

(2) ジャンケンをして、勝った人が一の用紙、負けた人が二の用紙を受けとる。相手には用紙を見せないようにする

(3) 交互にその紙に書いてある文を読み、相手は聞いた文をそっくり、そのまま繰り返す

(4) 読んだ方の人は、相手が繰り返した内容を聞き、例文を見ながら、違っているところをチェックする

❸ **留意事項**

文章を読み上げるとき、大きい声で、区切りをつけて読み上げること。

■ **記憶力の限界**

人間の記憶力には限界がある。一つのまとまった意味として記憶される項目を一チャンク（まとまり）という。人が記憶できるのは、七チャンク程度にすぎない。したがっ

て、正確に記憶するためには、繰り返し、繰り返し反復・復唱することが必要である。また、書いたり、メモをとることは記憶力を助けるのに役立つ。昔から「記憶より記録」という言葉が言われてきたが、まさに真実である。

こだまがえし運動をやっていると、内容を正しく復唱したつもりでも、その一部が省略されたり、補充されていることに気がつくはずである。自分の思っているとおりに内容を理解したり、曲解するのが人間の習性といえよう。

■現場への応用

朝礼時などに、その日の作業指示を長々と伝えているのをよく見受けるが、本当に聞いている人は少なく、また、聞いていても記憶に残らない。伝えたい要点を一つか二つ、短く伝達することが大切である。そして、伝達した内容を一〜二人の作業者に反復させ、指示した伝達内容が正しく伝わったかを確認してみるとよい。反唱・反復させている現場はほとんど見あたらないが、こうした方法は、もっと活用すべきである。

手先に神経を集中

人間は考える動物であると同時に、道具を使う動物でもある。手は第二の脳とも言われているが、触覚機能はあまり鋭くない。麻雀の名人と称されるような人は牌を見ないでも、手探りだけで牌の内容を当てることができるが、素人には難しい。ふだん手の触覚を使うことが少ないと、手探りだけで形や細かい部分まで把握することはできにくい。

穴あて運動

❶ **準備するもの**

真円、正三角形、正方形、正五角形で、それぞれに三、五、六個の穴が開いている金属板（直径三～五センチぐらいのもの）を用意する

❷ **やり方**

(1) 二人一組になって向かい合う

(2) ジャンケンをして、勝った人は目を閉じる

(3) 負けた人は自分の持っている金属板を相手に渡して、形と穴の数を言わせる

(4) 全部の金属板が終わったら、役割を交替する

■ 手の機能

手には運動機能と触覚機能がある。一般には触覚機能より運動機能の方が優れている。これは五本の指を複合的に巧みに使うことが、運動機能の方に向いているからである。前にもふれたように、五本の指の中で優れている指は、人指し指、親指、中指

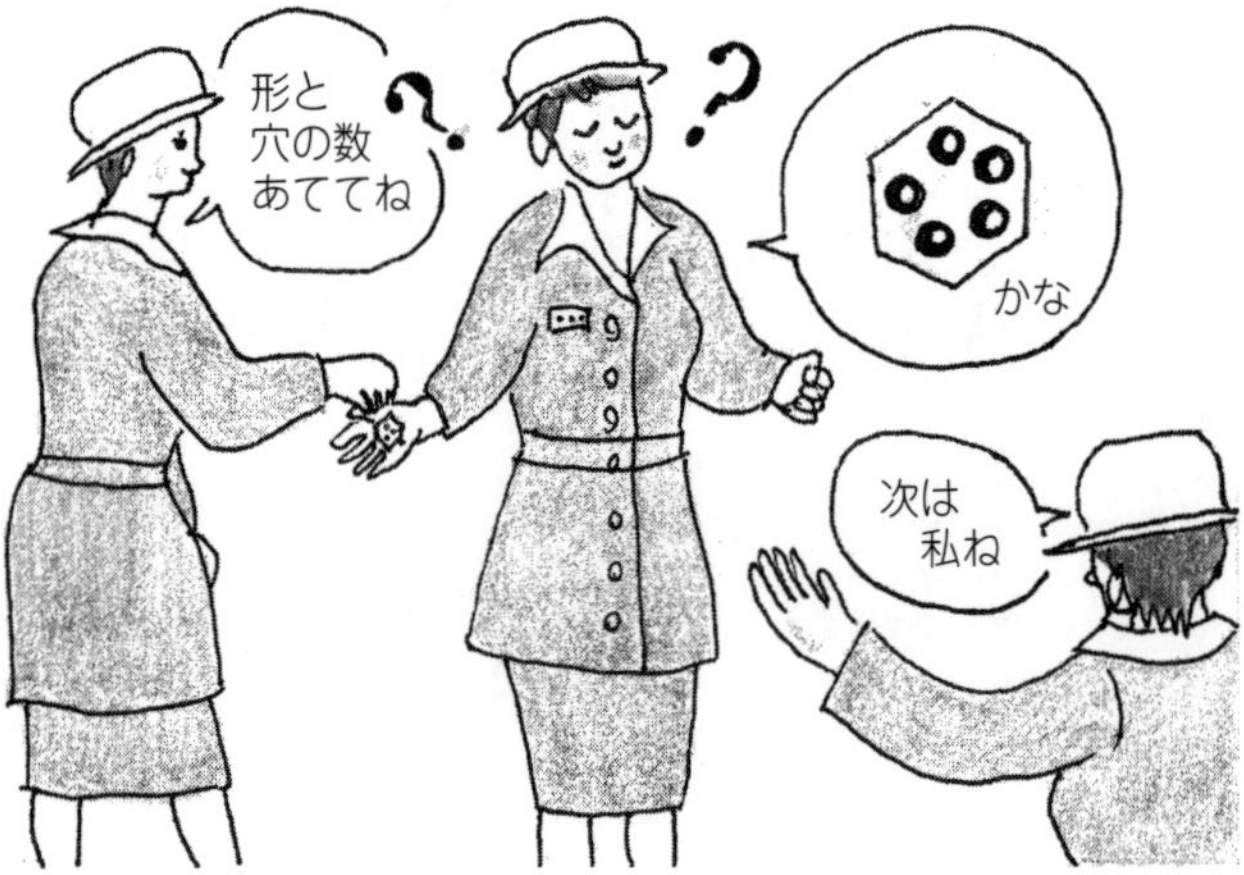

などで、一番劣っている指は薬指である。薬指は運動速度、分化性、規則性いずれをとっても能力が悪い。したがって、薬指に負担をかける道具や機械はよくない。この指に過度の負担がかからないように設備類のデザインをする必要がある。触覚能力を高めるためには、親指と人指し指、中指を連動させて使用すると効果が高まる。

■ 現場への応用

作業現場では、手袋をはめて仕事を行うことが多い。ただでさえ手の触覚機能は鋭くないので、手袋をはめるとさらに手の機能は鈍くなる。小さくて細かいナットやネジなどをつかむとき、手袋をはめたままつかむことがあるがサイズや形の違ったものをとってしまうことがある。飛行機の整備士や病院の看護婦が形の似ている物をとり、事故を起こした例は少なくない。細かな部品や物を扱うときは、面倒がらずに手袋を脱ぎ、素手でその感触を確かめながら作業するようにしたい。寒いときに手がかじかんで、感覚がにぶくなったとき、作業前に手をこすって感覚を高めるようにするとよい。

変化を予測する

往年のプロ野球の名選手達が一堂に会し、野球場の捕手と同じぐらいの距離の所へ数字のボードを立て、それに向かって投球するテレビ番組を見たことがある。かつての名ピッチャーもなかなか中心の数字に当たらない。後ろに実際の捕手がいないと、勝手が違うようである。しかし、何度も投球していると段々上手になり、中心の数字ボードに当たるようになる。練習効果によって要領がつかめてきたのであろう。

玉入れ運動

❶ 準備するもの

スポンジボール数個、段ボール箱、筒、バケツ等（箱の開口の小さな物には高得点、大きい物には低得点をつけておく）

❷ やり方

(1) 壁ぎわに段ボール箱、筒、バケツ等をバラバラに置く

(2) 三〜五メートル離れた所からスポンジボールを箱の中へ直接入れるのではなく、壁に一度当ててバウンドさせ、箱の中へ入れる

(3) 一人、五回ずつ投げ、合計得点の多い人が優勝となる

❸ 注意事項

職場に壁がない所では、板きれを使い、それに当てるやり方をとってもよい。板きれがない場合は、一度床に当てて、バウンドしたボールを目標の箱に入れるやり方もとれる。

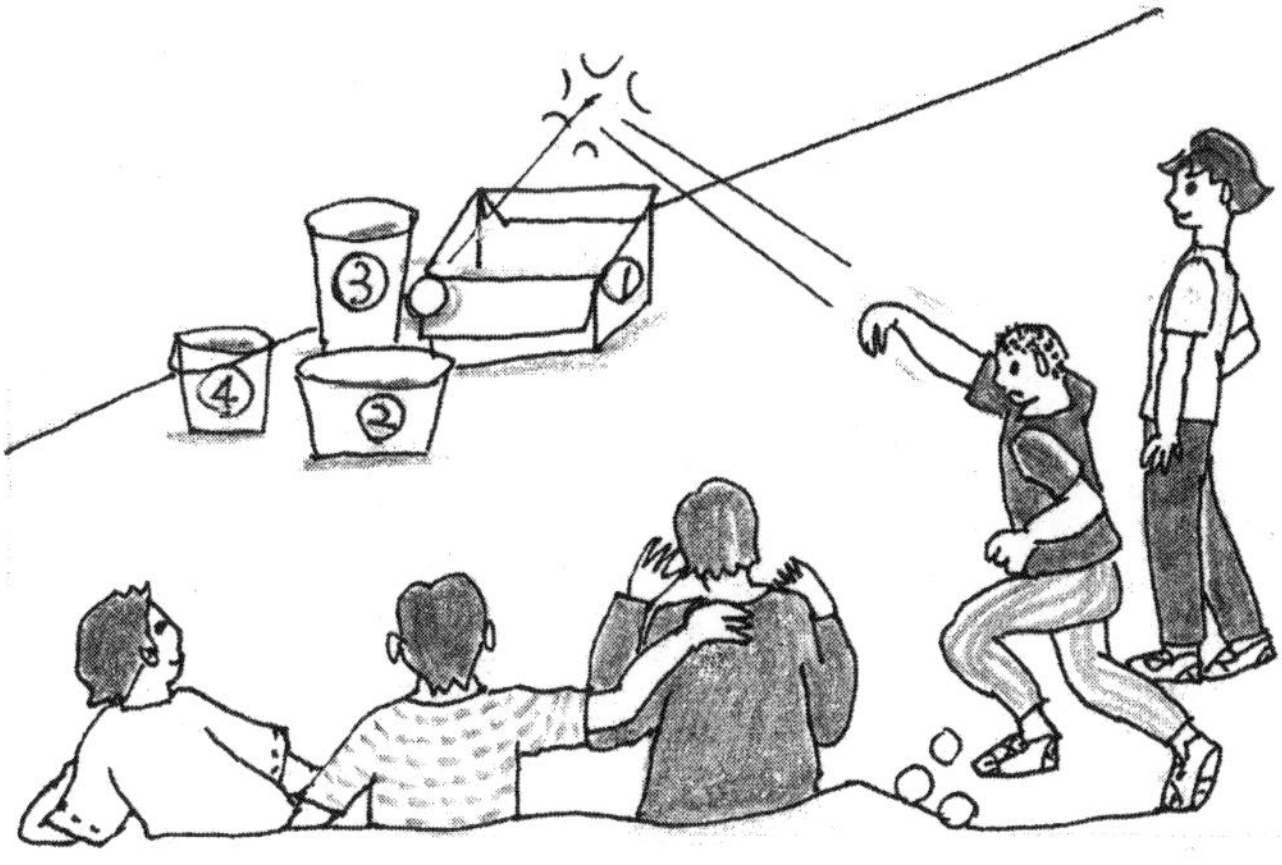

■変化の予測

このゲームの特徴は、ボールを直接箱やバケツに入れるのではなく、一度壁に当て、そのバウンドで的に入れることにある。壁のどの位置にぶつけると、どうバウンドが変化するかを考えながら、正確にコントロールしたボールを投げなければならない。我々は一度試して失敗すると、次にどうしたらよいかを考え、動きを修正する。

どのような作業でも、こうした機能を応用すると上達が早くなる。どうすればいいか分からないときは、まず試してみることである。その結果が失敗したら、もう一度試して前回の失敗を修正すればよい。

■結果の知識

繰り返し、繰り返し練習を行って行動がよい方向へ変化することは「学習」と呼ばれる。この過程をスムースに進行させるためには、自分のやった結果がどうなったかの情報をもつことが必要である。人々を訓練するときは、〝あなたのやったことがどうなったか〟という「結果の知識」を与えることが大切である。

素早くつかむ

年をとってくると、敏捷性が衰えてくる。頭で分かっていても体が追いついていかない。つまずいて転倒しそうになったとき、若い人ならとっさに手を出してよろけるのを防ぐことができても、高齢者ではそれができない。危険物が近づいてくるのが見えても、それを素早くかわすことができない。しかし、このような敏捷性も訓練によって高めることが可能である。八十歳を過ぎても、軽快にダンスのステップを踏む人もいる。

棒つかみ運動

❶ 準備するもの

木製の棒（長さ五十センチ、直径三センチで、一センチ単位の目盛りをつけたもの）、記録用紙、筆記用具

❷ やり方

(1) 二人一組になって、少し離れて向かい合う

(2) どちらかが棒を落とし、もう一人がそれをつかんで、何センチの所で取れたかを測る

(3) 棒を受け取る人は、棒が落ち始めたら、できるだけ速くそれを握る

一人三回やって、平均がそれぞれの記録となる

(4) 一人三回記録を取ったら、役割を交替する

❸ 注意事項

棒を落とす人の棒の持ち方、落ちてくる棒をつかむ人の手の開き方は図を参照すること、特につかむ人の親指と人指し指の開き方をきちんと守ることが大切である。

■ 敏捷性の個人差

敏捷性には個人差もあるが、年齢による違いも見られる。また、練習によってこの種類の能力は向上するので、機会あるごとに敏捷性を高める努力をすべきである。

敏捷性には的確な判断と、素早い反応動作が必要である。危険な状態から身を守ったり、応急処置を手早く行わなければならないときなど、機敏な行動が要求される。

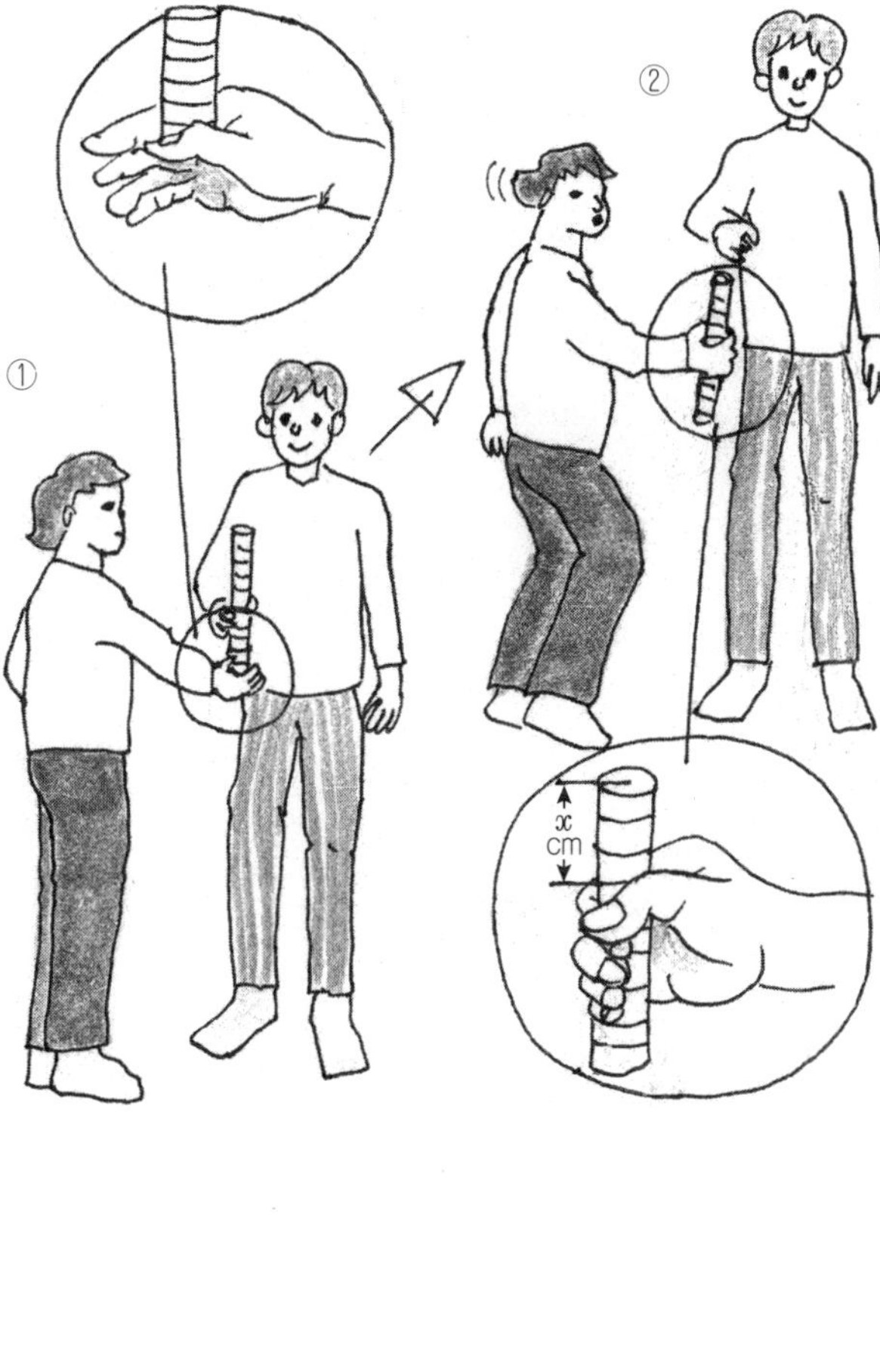
①
②
x
cm

この実験は目と手を同時に反応させるものであるが、現場作業では目と足との協応動作も大切である。スポーツ選手が行うようなスタートやダッシュの練習をグループで行うなど、敏捷性を高める練習を平素から試みるとよい。

■敏捷性の概略評価

棒をつかめた長さと年齢との関係は、おおよそ次のように考えてよい。

長さ	年齢
10センチ以下	60歳以上
11～25センチ	50歳代
26～30センチ	40歳代
31～35センチ	30歳代
36～40センチ	20歳代
41センチ以上	10歳代

疲れをとろう

見知らぬ人や初対面の人とペアを組んで仕事をすると、熟知した人とするときより疲れの度合いが違うことを感じる。また、意思疎通や連絡もぎこちないことがある。相手の特性をよく知らないことや、こういうことをいうと、相手に不快感を与えてしまうのではないかと、遠慮してしまう。こういったとき、精神的疲労や肉体疲労を軽減し、コミュニケーションを円滑にはかる方法がある。

お疲れさん運動

❶ 準備するもの

（イ）

一番「もし、もし、カメよ、カメさんよ、世界のうちで、おまえほど、あゆみののろい、ものはない、どうして、そんなに、のろいのか」

二番「なんと、おっしゃる、ウサギさん、それなら、おまえと、かけくらべ、むこうのおやまの、ふもとまで、どちらが、さきに、かけつくか」

（ロ）

一番「幸せなら手をたたこう、幸せなら手をたたこう、幸せなら態度で示そうよ、そらみんなで手をたたこう」

二番「幸せなら肩たたこう、幸せなら肩たたこう、幸せなら態度で示そうよ、そらみんなで肩たたこう」

［日本音楽著作権協会（出）許諾第九五七二四四九—五〇二］

（イ）か（ロ）の歌詞をあらかじめ紙に書いたものを準備しておく

❷ **やり方**

(1) 二人一組になって、縦に並ばせる、この組は何人続いてもよい

(2) 後ろに立っている人から「もしもしカメよ…」の歌に合わせて、前の人の肩を両手で強く叩いていく

(3) 一番が終わったところで、向きを変えて選手交替させる

❸ **注意事項**

大勢の集団で行うようなときは、大きな紙に歌詞を書いておいたり、リーダーが率先して、歌詞を大声で歌ってあげるとよい。

■接触による連帯感

ラジオ体操などはラジオから出る声に合わせて、無言で体操することが多い。しかし、ただ形式的に体を動かすだけでは意味がない。声を出して相手の体に触れることは、お互いの連帯感や一体感を高めるのに役立つ。

集団で行う作業では、チームのメンバーが息を合わせ、お互いの意思疎通をスムースにすることが大切である。これがうまくいかないと、合図や指示、伝達などに支障が生じる。特に、ふだんあまり仲間と口を利かない内向

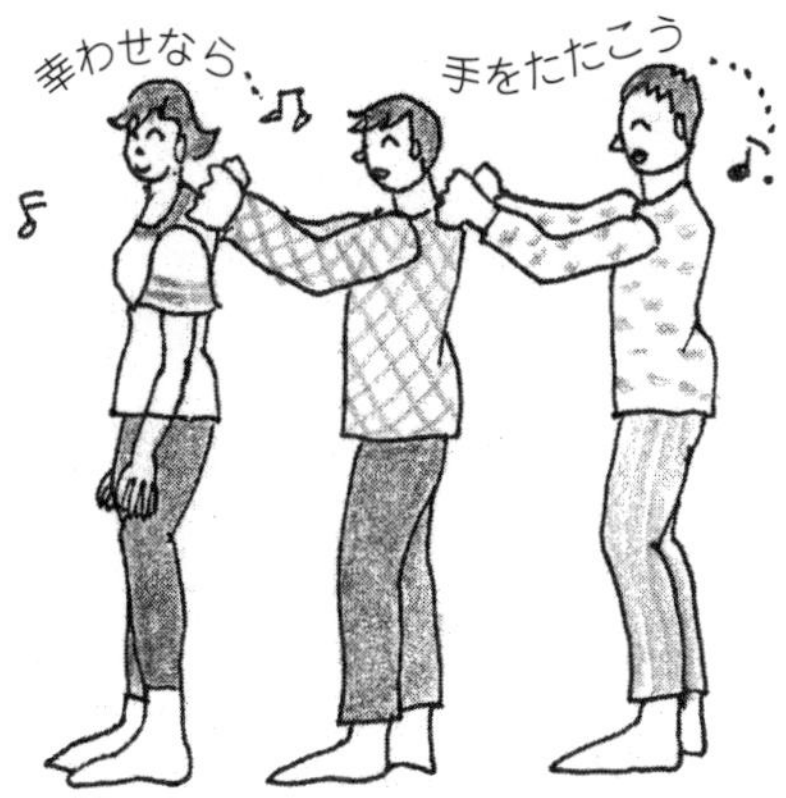

的な性格の人を集団にとけこませることが必要になる。相手の体に触れ、相手からも接触を受けるこの肩たたきは、心の触れ合いにも通じる。手を握り合い、体を触れ合うことは、心を開かせ、気持ちを通じさせるための基本である。

■ 変形運動

誰もが知っている歌を歌いながら、いろいろな動作を行い、体操代わりに気をほぐすことは、作業前や作業中の準備運動として効果的である。

この変形として、「幸せなら手をたたこう！　バンバン（拍手二回）、幸せなら手をたたこう！　バンバン、幸せなら態度で示そうよ、そらみんなで手を叩こう！　バンバン」と歌を歌ったり、「幸せなら首まげよう、ギュッ、ギュッ」と体の各部をほぐすやり方もある。

身を守る

満員電車の中でつり皮に全身をゆだね、周囲の人が倒れかかってくるのに反抗して、一人で持ちこたえようとするときのエネルギー代謝率（労働の強さを示す指標、数値が大きければ大きいほど体にかかる負担が重く、早く疲れる）は、二・二ぐらいしかない。けれども、このような状態で一時間も乗車するとがっくり疲れる。なぜ疲れるかというと、こうした動きのない仕事は「静的作業」といい、その限界は二・〇とされているからである。

体の一部を拘束されると、自由がきかないので、思うような動作がとれず、イライラしてくる。

ジャンケンポン運動

❶ やり方

(1) 二人一組で向かい合い、左手で握手する
(2) ジャンケンをして、勝った人は、握手をしている相手の手の甲を叩く
(3) 負けた人は、自分の右手の手のひらで相手の攻撃を防ぐ
(4) 五回やったら役割を交替する
(5) 相手の甲を叩いた数の多い方が勝ちとなる
(6) 負けた人は勝った人の肩を十回叩いてあげる

❷ 注意事項

相手の攻撃をクロスして、手のひらの方で防ぐのが、このゲームのミソである。

■ 反射神経と予測

多くの人は右利きで、握手は右手ですることが多い。左手で握手をすると、体が固定され、柔軟性がなくなってしまう。その上、防御する人は、自分の手のひらで相手の攻

撃を避けるので、防ぎ方にもコツがいる。不自由な状況で身を守ることの難しさを体験できるはずである。

ゲームを構成する要素には、さわる、見つめ合う、予測する等がある。これらはいずれも人と人との交流・関係づけを促す。また、このゲームでは、相手が次に何を出すかを予測することも大切である。予測することは、相手を理解する第一歩である。相手の存在を意識し、相手のことを考えること

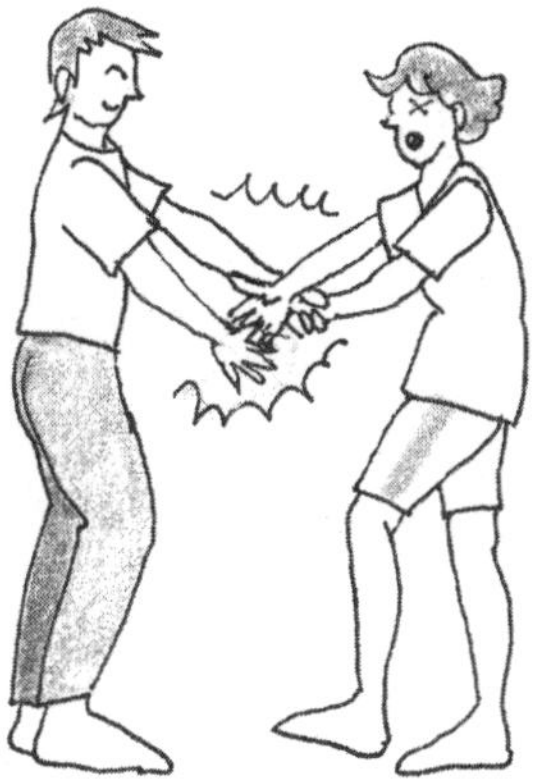

ジャンケン手たたき

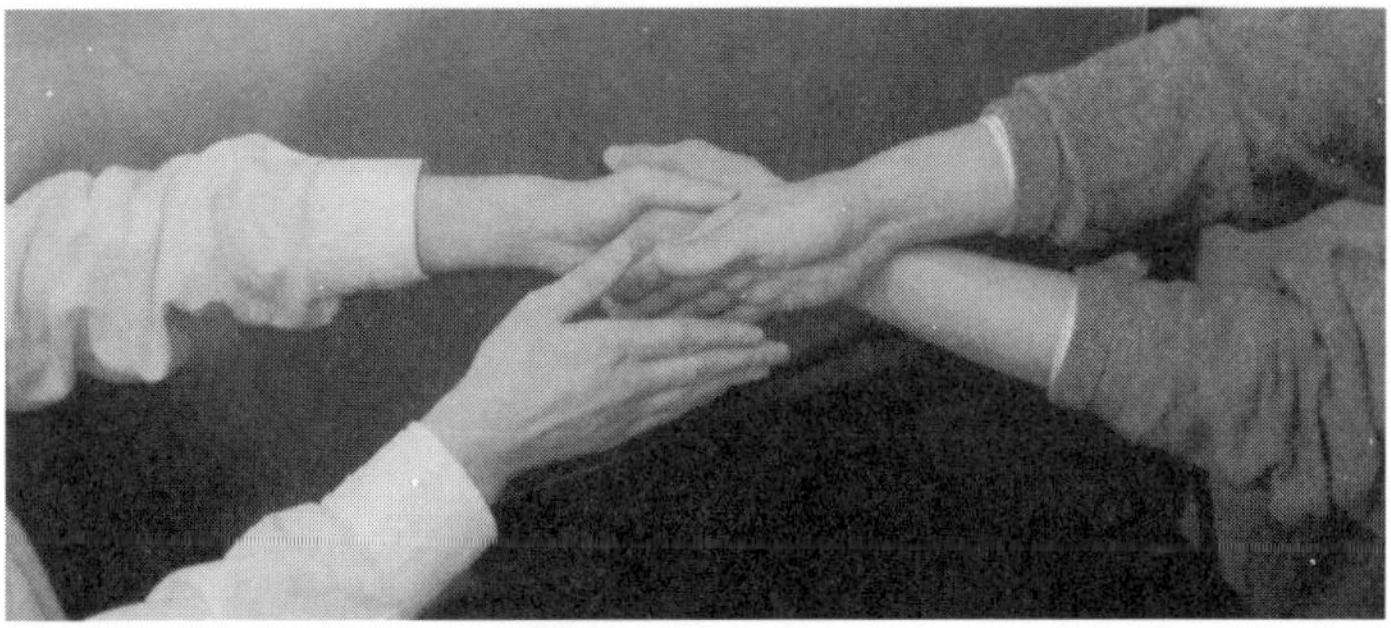

により、一体感が生まれる。

■ 現場への応用

作業によっては、無理な姿勢や窮屈な姿勢で仕事をしなければならないことがある。こうした姿勢を長時間続けていると、血のめぐりが悪くなり、姿勢のバランスが崩れ、手足もしびれてくる。このようなときは、機敏な動作もとれなくなり、疲れも早く現れる。また、動きがにぶくなり、危険から身を守ることが難しくなる。「ムリ、ムラ、ムダ」の三ムをなくし、楽な姿勢で作業をするようにしたい。

どちらへ逃げる

戦前、日本では歩車道の区別がない道路を人が歩くとき、道路の左側を歩いていた。一九四九（昭和二十四）年以降、これが「人は右、車は左」の通行形式に変更となった。この変更のいきさつは拙著『増補新版　人間工学』（恒星社厚生閣）等でふれているので、ここでは割愛する。ただ、この歩行形式は人間の心理・生理的特性に合っていないことは事実である。とっさのとき、人はどのような逃げ方をするか、身近な実験で確かめられる。

射的運動

❶ 準備するもの

七個のスポンジボール、またはチョークのような破片、記録用紙、筆記用具

❷ やり方

(1) 数名で一グループをつくる
(2) 一人がボールを投げる役、一人が逃げる役、他の者が記録役
(3) 投げる人と逃げる人は二メートル離れて向かい合う
(4) 逃げる人の最初の位置を決め、そこに印をつける
(5) 投げる人は逃げる人の「おへそ」めがけてボールを投げる
(6) 逃げる人はボールに当たらないように逃げる
(7) 一度逃げたら、逃げた人は元の位置に戻る
(8) 元の位置に戻ったのを確認して、投げる人は次のボールを投げる
(9) 記録者は逃げる人がどの方向へ逃げたかを観察し、記録する
(10) 七回終わったら、役割を交替する

❸ 注意事項

作業員の多い現場では、数組だけ代表メンバーとして実験し、それを全員で観察してもよい。

■左側へ逃げる割合が多い

観察の結果、多くの人が左側へ退避した傾向を見出されたことと思う。ある実験結果によれば、正面から危険物が飛んできた場合、右よりも左側へ退避した割合が二倍以上にもなっていた。多くの人は右利きである。右利きの人は、右手、右足側が強い。右足を運動足として使うと、体は反対の左側の方へ行きやすくなる。逆に、左利きの人は左側が強いので、左足をけり、右側に逃げるときもある。このことから、その人がどちらへ逃げるかにより、その人の利き特性が分かる。

■現場への応用

狭い場所などで作業していて、片足で立た

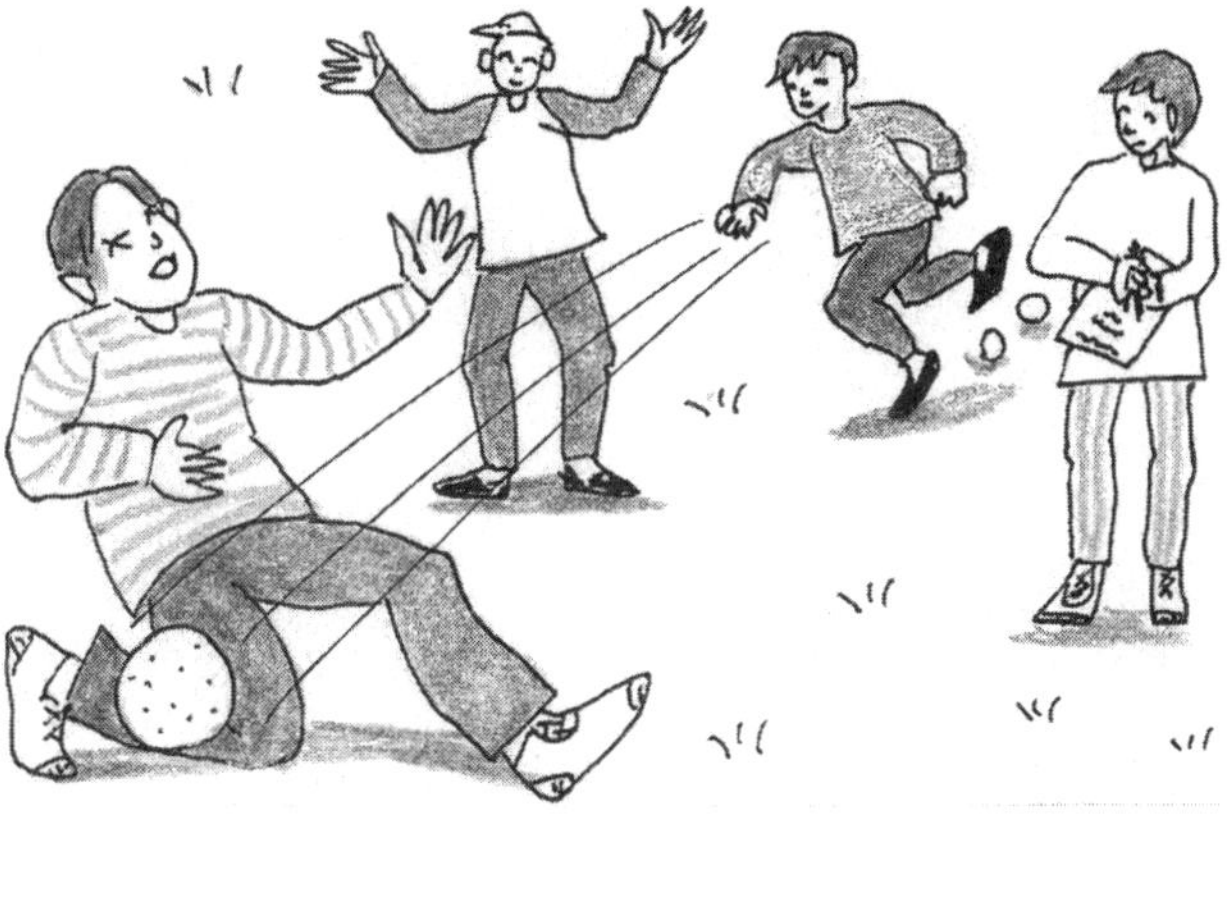

なければならない場合、支持足（多くの人は左足）で立つようにすれば、より安定性が増し、転倒事故などを減らすことができる。また、道路や足場などに退避スペースを作ろうとするとき、左側に安全スペースを用意しておくことなどに応用することが可能である。職場でも、緊急事態や異常事態が発生したとき、作業者が素早く逃げられるような非常口の確保やその形態、大きさの検討をしたり、避難訓練を平素から行っておく必要がある。

表情・態度の観察

表情や顔色には心理的特徴や生理的特質が反映されやすい。嘘をついたり、本当のことを隠していると、顔が真っ赤になったり、もじもじすることは日常よく体験することである。

知らないふりをしているつもりでも、その人の表情や身ぶりには変化がでる。そのちょっとした変化を見抜く力が第六感（勘）である。第六感を養うゲームをやってみよう。

ソフトタッチ運動

❶ やり方

(1) 四人で一組をつくる

(2) 全員でジャンケンをして負けた人が前に立つ

(3) 後の三人は、負けた人の後ろをグルグルと回りながら、三人のうち一人が「ポン」

と、負けた人のお尻を軽く手で叩く

(4) 叩かれたら、すぐ後ろを向いて誰が叩いたかを当てる

(5) 当たったら交替し、当たらなかったら、三人の回りを一周して元に戻りもう一回行う、三回連続で当たらなければ、交替する

(6) 四人全員が叩かれ役をやる

❷ **注意事項**

誰が叩くかは、あらかじめ三人の中できめておく。

■ **この運動の特徴**

共同作業では、メンバー同士がお互いの特徴や癖を知っておくことが大切である。

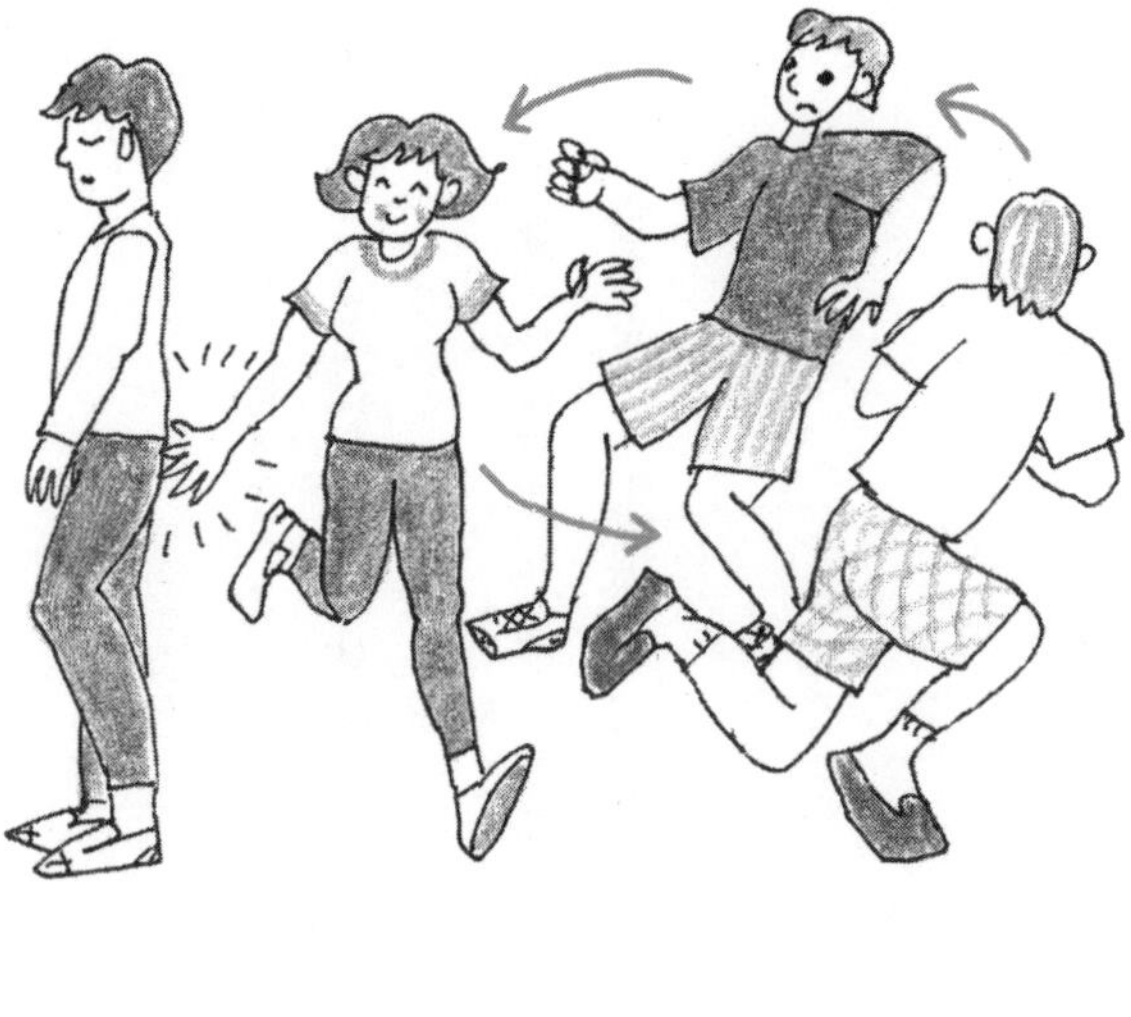

この実験では、三人の中で誰が叩く役をするのかを、なんらかの合図をしてきめたわけだが、そのような連携がうまくいかないと、共同作業ははかどらない。お互いに相手の立場に立ってものごとを考えることは、人間関係の基本である。

■ 共感の必要性

人間の心理は目に見えないので、相手の人が何を考えているのか、どんなことを思っているのか、なかなか分からない。しかし、その心を知る手がかりはたくさん表面に現れている。ウソをついたり、悪いことをすると、自分では隠そうと思っていても態度や表情、言葉づかいに変化が出る。

そのちょっとした変化を見逃さないことが大切である。相手の立場に立って相手のことを考える、これが「共感」と呼ばれる。自分の立場で相手の問題を考えるのではなく、相手の身になって考えてあげると、人間関係は良好になる。

相手に近づこう

狭い場所で見知らぬ人が自分の方に近づいてきて、全然よけようとしなければ、誰でも身をかわそうとしたり、後ずさりする。満員電車の中で、少しでも体や顔を動かせる余裕があるときは、相手の顔と向き合わないようにして息がかかるのを避けたり、視線をはずしたりする。若い女性は痴漢の手を払いのける。座席に座っていて、隣の人が居眠りで体を傾けてくると、肩や肘でこれを押し返す。これが知人や恋人であるとその態度も変わってくる。

人間には自分の回りに防衛的空間がある。これを比喩的に表現すれば、石鹸の泡のようなもので、それは大きくなったり、ちぢんだりする。それでは、どのくらいの距離まで他人が侵入してくると、身をかわしたり、自己の安定をはかるのであろうか？　簡単な実験をしてそれを調べてみよう。

接近運動

❶ **準備する物**　巻き尺またはものさし、記録用紙、筆記用具

❷ **やり方**

(1) 二人一組で七〜八メートル離れて、向かい合う
(2) ジャンケンをし、お互いに目を見つめ合いながら、ジャンケンに勝った人が負けた人の方へゆっくり近づいて行く
(3) 負けた人は、これ以上近づかれたら「不快」と思った所で手を挙げる
(4) 近づいた人は自分のつま先から相手のつま先までの距離を測る
(5) 近づいた人は元の位置に戻る
(6) 二度目は負けた人（待っている人）は床を見て、相手の方を見ない
(7) 近づく人は、先ほどと同じように相手を見つめながら近づいて行く
(8) 待っている人は、これ以上近づかれたら「不快」と思ったところで手を挙げる
(9) さきほどと同じように、お互いのつま先からつま先までの距離を測る
(10) 次に、役割を交替して同じ実験を行う

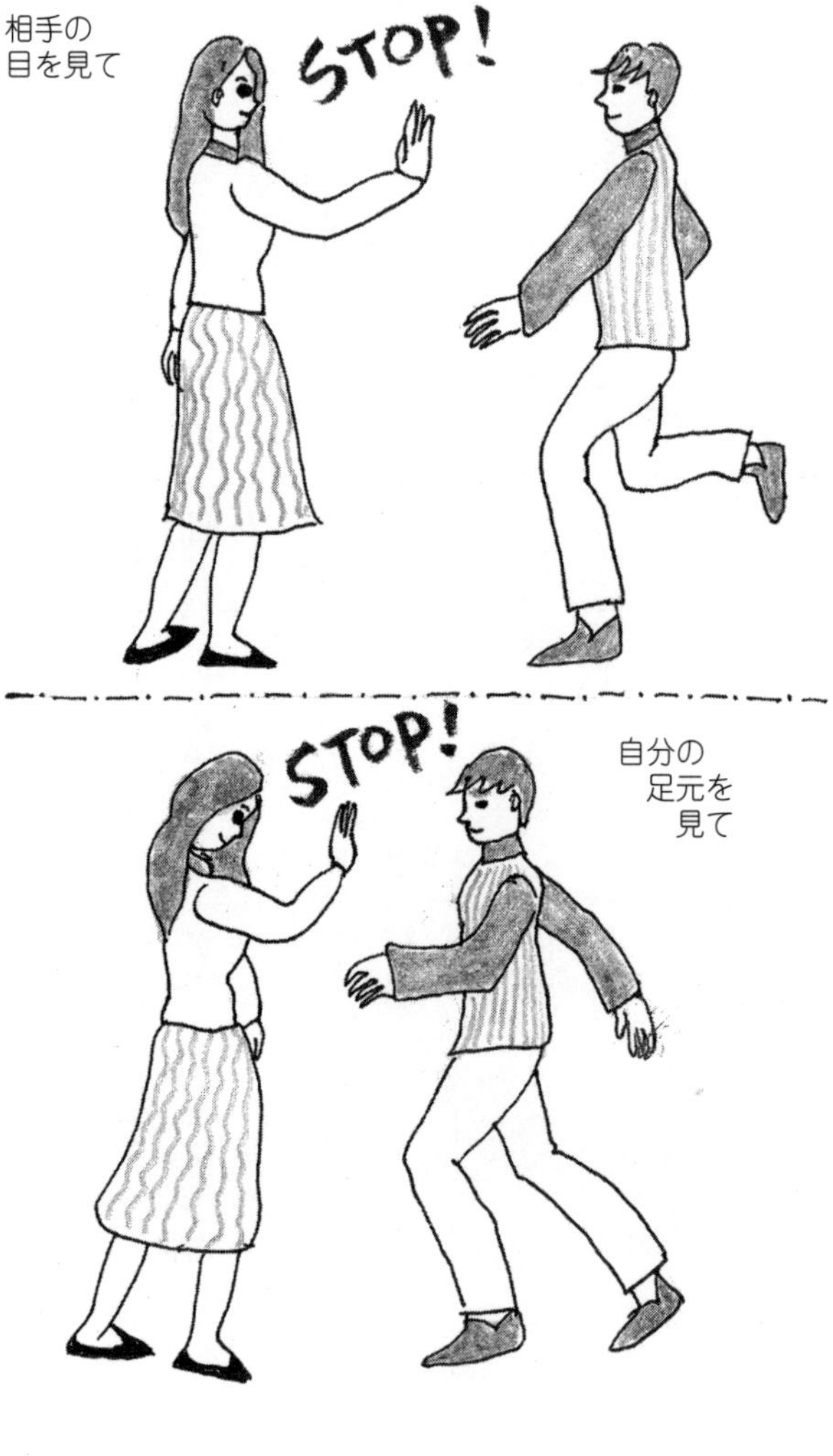
相手の
目を見て
STOP!
STOP!
自分の
足元を
見て

❸ **注意事項**

最初の実験では、お互いに目と目を見つめ合いながら近づくことが肝心である。

■ パーソナル・スペース（個人空間）

動物には比較的固定していて、境界には印がつけられ、中心がホームである「なわばり」と呼ばれる領域があることが知られている。これと同じように、人間にもある種のなわばりがある。その境界は目に見えないが、その中に踏み込まれると不愉快になったり、身を引いたりする。他人と話したりするときには、この領域の中に侵入しないように心がけることが大切である。

また、この実験で二番目に行った視線がかち合わない場合、両者の距離が小さくなったことに気がついたはずである。人は相手の人からじっと見つめられると、緊張や不安が高まる。床を向いていてよい条件のときは、この不安や緊張がゆるむので、相手の接近を許すことができる。個人空間を測った多くの実験があるが、パーソナル・スペースは前方に大きく、左右や後ろが小さい卵型をしている。

■ 現場への応用

命令や指示を与えるとき、相手をにらんで威圧的になったり、相手に不快感を与えることなどを避けることにより、無用な伝達ミスを少なくすることができる。あるいはまた、危険物やロボットのアーム等との距離をどの程度保っておけば安全かなどの教育訓練にも応用可能である。

パーソナル・スペースの概念になぞらえ、カー・スペースという考えからも安全を検討することができる。誰でも車を運転しているとき、後続車からギリギリに接近された経験を持っていよう。こうした後続車はすぐ割り込みをする、他車が追い越そうと合図をしても追い越させない。若者や無謀運転者に多い。こうしたドライバーは事故傾向の強い人と考えてよい。

正確には伝わらない

英国の著名な心理学者バートレットは、フクロウのように見える得体のしれない絵を最初の人に見せ、これを覚えて次の人に伝えていくことを、リレー形式にやらせてみた。途中でいろいろな絵に変わり、十八番目の最後の人では、猫の後ろ向きの絵になってしまった。この実験は、本来記憶の研究として行われたものであるが、種々の面で示唆を与えてくれる。人間の記憶がいかにあやふやなものであるか、またそれが人から人へ伝えられていくあいだに、大きく変化していくものであるかが分かる。リレー実験でそれを確かめてみよう。

伝達リレー運動

❶ **準備するもの**

鉛筆、紙、図のような絵のコピー

❷ やり方

(1) 七〜十人のグループに分かれ、縦一列に並ぶ
(2) 先頭の人は合図とともに、渡された絵を三十秒間見て、それを描き、次の人に見せる
(3) 二番目の人はその絵を三十秒間見て、それを描き次の人に見せる
(4) 以下、同様の手続きで最後の人まで続けていく
(5) 最後まで終了したら、全員で最初と最後の絵を比較検討する

■ 変化の特徴

情報が人から人へ伝わっていく過程には、「平易化（単純なものになる）」「強調化（ある部分が特に強調される）」「同化（日頃の習慣や関心と一致させていく）」などの特徴が見られたはずである。変化に関係する原因は、元の図

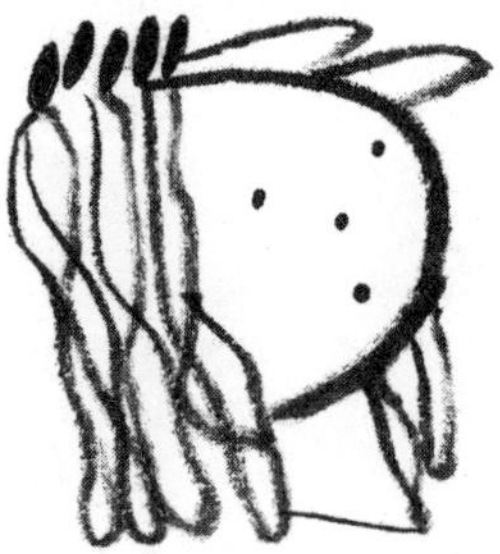

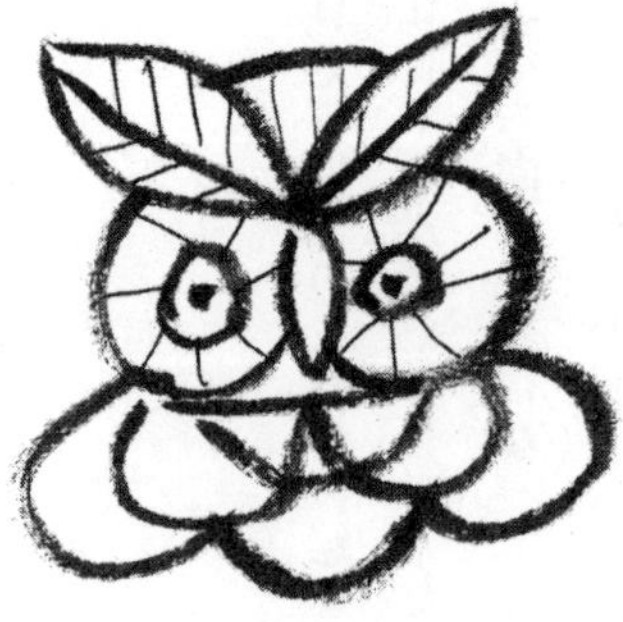

形があいまいであったことにもよるが、これが明確な図や文章であっても変容していくメカニズムに変わりはない。それは、情報を受け取る側に推測と意味づけが行われるからである。疑問が推量に変化し、それが確信、断定へと移っていく。したがって、正しい内容を正確に伝達するためには、伝達者は自分自身でコミュニケーションの内容を熟知するだけではなく、この内容をこのように流したら、相手がどのような反応をするだろうかを知っておかなければならない。

■ 現場への応用

災害の時や、経済状況が不安定な時、集団の大多数が欲求不満の状態にある時などにパニックが起こりやすくなる。その状態をさらにあおる大きな原因はデマやうわさである。情報の不足や不正確さがデマを招く原因となるが、人から人へ伝えられる内容がゆがめられやすいことも関係する。

ふだんから伝える内容は短く、分かりやすいものにしておこう。

互いに触れ合おう

日本人の習慣にはあまりないが、外国人の挨拶でよくみられるのは抱擁やキッスである。男性同士でも肩を抱き合い、頬に接吻する。小さいときから慣れ親しんでいるので自然に抱き合える。羨ましい習慣と思う。筆者もドイツに滞在していたとき、世話になった教授の奥様と別れる際、自然に抱き合えたことがある。その国の生活や慣習になじんでいると、抵抗なくこうした姿勢や態度が出てくるのだなと思った。相手の体に直接触れることは、連帯意識を生み、好意的感情を醸し出すことにつながる。

非常にユニークな本『からだことば』の著者立川昭二は、「日本人には幼いときには、しきりにからだにさわったり、抱いたり、おぶったりするが、成人すると、身体的な接触をさけるようになる。欧米人のように、握手したり、頬をくっつけあって挨拶をすることがない…（中略）…そのくせ、日本人は神仏や地蔵にさわりたがる」と鋭い指摘をされている。

タッチ・アンド・コール運動

❶ **やり方**

(1) 三〜四人（班ごとなら何人でも可）

(2) 全員、左手を出して真ん中で重ね合う

(3) 手袋をしている人は素手になる

(4) 班の中で一番若い人を選ぶ

(5) 選ばれた人が「今日も安全作業で頑張ろう、ヨシ！」と大声で叫ぶ

(6) 全員でそれを受け「今日も安全作業で頑張ろう、ヨシ！」と唱和し、「ヨシ！」のところで、右手を上につきあげる

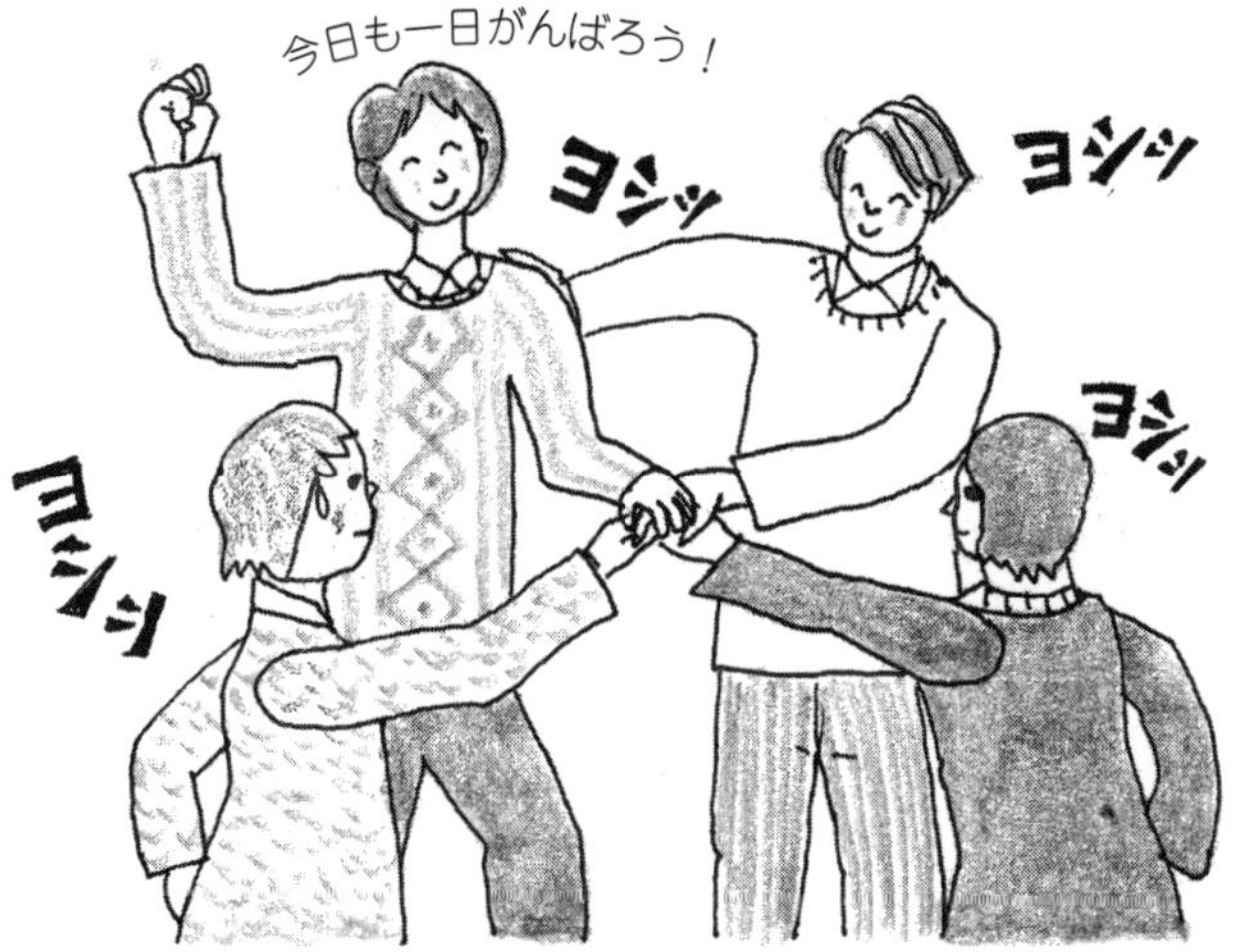
今日も一日がんばろう！
ヨシッ
ヨシッ
ヨシッ
ヨシッ

■ Do touch 運動の効果

近年、外国では「ドゥ　タッチ」運動というのが盛んである。「ワン　タッチ」とか「一触運動」とでもいうのであろうか。精神的疾病をもつ人とか人間関係不調の人々への治療法としても活用されているようである。異性、同性を問わず手を握りあったり、肩を叩いたり、腕を組んだり、抱き合って人々との連帯感を高め、人間性を回復する運動を意味する。大都会や企業組織の非人間的な環境や孤独な状況の中で、はだとはだとの触れ合い、すなわちスキンシップにより、人間らしさを取り戻すことを願うこの種の運動は、人間の基本的欲求を意味する価値あるやり方である。

■ 現場への応用

全員の前で自分の意思表明を行うことにより、個々の作業員のやる気を高め、明るく助け合いの雰囲気を作ることができる。近時、短時間危険予知活動の実施が各事業所で行われるようになった。始業時や作業の節目のとき、職場の全員や小グループでこれから行う作業についての危険を「早く、正しく」予知し、行動災害を防ごうというものである。

その具体的手順がこの「タッチ・アンド・コール」や「指差呼称」「一声かけ運動」等である。これらの方法は生理学的にも心理学的にも理にかなったやり方である。毎日、職場で実践してもらいたい。

音色を当てる

人の声を表す言葉として、甘い声、渋い声、黄色い声、ドラ声、眠くなるような声、などとさまざまな表現が使われる。実際には色がついているわけでもないし、甘味があるわけでもない。しかし、非常に適切な表現である。人によりその音の波形スペクトルには大きな違いがあり、その声を聞けば誰が発したかを我々は聞き分けられる。電話でも相手の声を聞いて、その名前を思いだし、応答すると親近感はぐっと増す。

声当て運動

❶ やり方

(1) 五～六名でチームを作る
(2) ジャンケンで目を閉じる人の順番を決める
(3) 最初に当たった人はみんなの二メートル前に立ち、みんなに背中を向け目を閉じ

る

(4) 残った人の中から一人だけが声を出し、目を閉じた人の名前を「○○さん」と呼びかける

(5) 目を閉じた人がその声の主を言い当てる

(6) 全員が背中を向ける人物になる

❷ 注意事項

チームメンバーの数は最低四名以上が望まれる

■ 話し声の特徴

人の話し声は男性で一〇〇〜二〇〇ヘルツ、女性で二〇〇〜四〇〇ヘルツの範囲に入る。声楽になると、男子のバス八〇以下、女子のソプラノ一〇〇〇以上にもなる。また音響スペクトルの構造やその位置により音色が変わってくる。

周波数分析によってスペクトルを作ると、声紋として個人の特徴を識別するのに利用できる。

■ 現場への応用

人間関係場面では、親近度や熟知度が高ければ高いほど相手についての知識や情報が増える。そしてその情報や知識を共有すればするほど相互の親しみや協調度は向上する。できるだけ早く職場の仲間の特徴をつかむよう努力したい。相手の名前を覚えるのと同様に、声の認識はコミュニケーションを高める重要な手段である。

二人三脚で走ろう

運動会の種目で必ずといっていいほど演じられるものに、「二人三脚運動」がある。相互の片足を縛り、できるだけ早く走るのだが、二人の呼吸が合わないと、上手に走れない。タイミングをうまく合わせるためには、「一、二」「一、二」などと声をかけながら調子をとることが必要である。

テニスのダブルスの試合にしても、二人の呼吸と息が合ってないと試合運びの展開がスムースにいかない。ペアで踊るバレエ、社交舞踏、アイススケートなどもすべて同様である。

二人三脚運動

❶ やり方

(1) 二人一組になり、横に並んで立つ

(2) 右側の人の左脚くびと左側の人の右脚くびをタオルかてぬぐいで結ぶ
(3) 「ヨーイ・ドン」の合図で十メートル先まで早足で歩く
(4) 目標に到達したら振り向いて、今度は元の場所まで走って戻る
(5) この動作を二回続けて行う

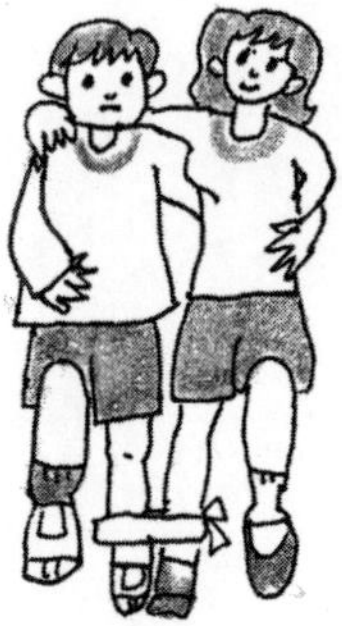

❷ **注意事項**

脚の結び方がゆるいと、すぐほどけるので、タオル(手ぬぐい)で結ぶときは固くしばること。

■ 現場への応用

体の一部を固定され、運動や作業を行おうとしてもなかなかうまくいかない。特にこの運動では二人の呼吸とバランスが合わないとだめである。自分だけ早く歩いたり、走ろうとしても無駄である。お互いの協調や気分の一致が重要である。集団で作業を行うときにはこの心構えが大切である。自分のちょっとした気のゆるみや暴走が集団全体に影響を与えるので、各自の一挙手一投足もおろそかにできない。

手と目の共応性

昔はやり、最近また復活してきた遊びに、「お手玉」や「ひもくみあそび」などがある。玩具の種類の多くなかった時代にはさまざまな道具を手作りで作製した。寄席でも芸人が傘の上でコマや茶碗を器用に回し、お客の喝采をあびている。これらの遊びや芸は目と手の巧みな共応性が必要である。手や足、目の共応性を高めることは、運動の敏捷性を向上させるにも好都合であり、生活年齢を数年も若がえらせることにもつながる。手と目の共応性を含む動作をどしどし行い、若者に負けないようにしたい。

投げ受け運動

❶ やり方

(1) 二人一組になり、約一・五メートルの間隔で向き合う

(2) ジャンケンをして、勝った人がタオルを結び、上に放り投げ、四回目で相手に投

げる

(3) 負けた人はそのタオルを受け、同じく上に投げ、四回目で相手に投げる

(4) 受けた人はタオルを上に投げ、三回目で二回拍手してそのタオルを取り相手に投げる

(5) 受けた人はそのタオルを上に投げ、三回目で二回拍手をしてそのタオルを取り、相手に投げる

(6) この動作を二回続けて行う

❷ **注意事項**

(1) タオルや手ぬぐいを丸めるとき、固く結ぶこと

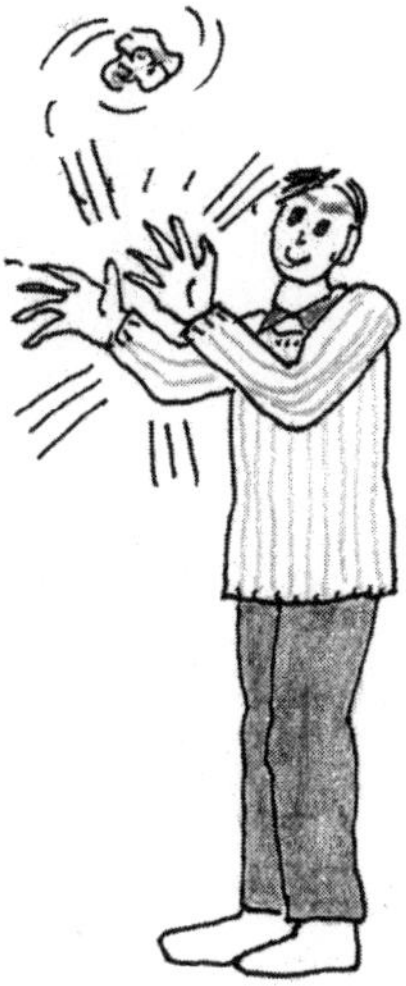

(2) タオルを上に投げるときの高さに留意すること、あまり高く投げるのもよくない、また、低すぎても拍手が間に合わない。どのくらいの高さに投げるのが適当か判断しなければならない

■ 現場への応用

この運動では、相手に投げた後、相手の動作をよく観察していないと、相手から投げられたタオルを正確にキャッチできない。敏捷性と同時に、相手の動きを注意深く見る習慣を養おう。

職場や家庭では道具や工具、品物などを受け渡しすることがある。また、至近距離で上から下へ、右から左へといったように物を投げ渡しする場合がある。本来、こうした動作は不安全行動なので、行ってはいけないことである。しかし、手短な動作なのでついやってしまう。受け渡しのときは、相手の方をしっかり見て手渡しするようにしたい。

棒を倒さない

富士登山のときなどに、〝六根清浄〟〝六根清浄〟などと唱えながら杖を使用して登山をする人が多い。「六根」とは、仏教で知覚作用のもとになる眼・耳・鼻・舌・身・意の六つをいう。前の五つの感覚器官は物質としてできているので五色根ともいい、最後の意根は諸感覚の統一作用である知覚（意識）のもとになるものである。このような六根から起こる欲望を断ち切って清浄になろうということを表しているようである。

ここで問題にしたいのは、欲望の断念のことではなく、人々が使う（杖）棒のことである。頂上に近くなればなるほど、杖に頼る率は高くなる。高齢者では、杖だけでなく後ろからお尻や背中を支えてもらいながら登る人もいる。自分の体調や加齢の状況を調べてみよう。

棒立て運動

❶ やり方

(1) 二人一組になり、一メートルの間隔で離れ、自分の前に棒を立てる
(2) その棒を各人左手でつかむ
(3) 「用意ドン」の合図で、左手を離し素早く移動して、倒れないように相手の棒を右手でつかむ
(4) この運動を三回行う

❷ 注意事項

(1) 棒の高さに制限はないが、一メートル前後のものが望ましい
(2) 棒はまっすぐに立て、手を離すときは静かに離す

■ 敏捷性の評価

人は疲労や加齢により、危険に対して素早く反応できる能力が低下する。この運動を通じて自分の体調や、加齢による敏捷性がどの程度かを把握することができる。三回の

施行のうち、棒をつかめた回数により、おおよそ次のような評価ができる。

零回…敏捷性なし　一回…敏捷性ややあり

二回…敏捷性普通　三回…敏捷性あり

■現場への応用

産業現場・交通場面・家庭内での事故のうち、転倒する、つまずく、すべる等の事故は非常に多い。特に、中・高年者にこの傾向が強い。脚力や体力の低下、バランス感覚の衰えが原因となっている。また、近年の作業や仕事の内容が全身を使うことが少なくなってきたことも関係している。日常生活で体を動かす機会が少なくなることは、機能の退化とともに生活習慣病（成人病）の素地を広げる大きな要因となる。平素からスポーツや早足歩行など全身を動かす運動に親しみ、敏捷性を養っておく必要がある。

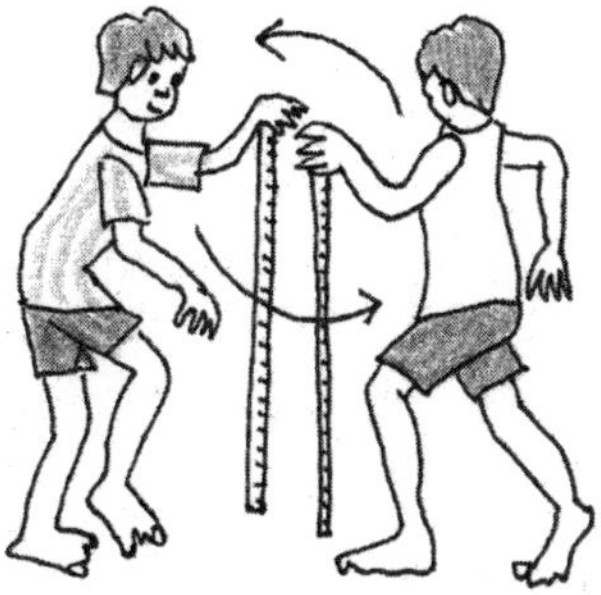

合図を確認

窓をあけ放した地下鉄車両内での会話は聞き取りにくい。これはトンネル内での反響音が会話の声を妨害するからである。このように、二つ以上の音が同時に存在するとき、ある音が他の音によって妨害され、聞こえにくくなる現象は「マスキング」とよばれる。
一般に作業環境では、必ずといっていいほどある種の音が存在する。こうした場面では、言語を工夫したり、通信方法の改良をはかることは当然であるが、情報を受け取る側にも出された信号や合図が何であるかを、注意深く聞き取る態度が必要である。

手かさね運動

❶ **準備するもの**　秒針のついた時計

❷ **やり方**

(1) 二人一組になり、向かい合う

(2) お互いの手を一枚ずつ交互に重ねる

(3) リーダーの「ハイ」の合図で一番下の手の人は、その手を重ねてある手の一番上にもっていく

(4) リーダーの「イハ」の合図では、一番上の手の人が、その手を一番下にもっていく

(5) リーダーの「ドン」の合図では、一番下の手の人が一番上の手を思いきり叩くことができる、上の手の人は、叩かれないように逃げる

(6) リーダーは「ハイ」「イハ」「ドン」を無作為（ランダム）に大

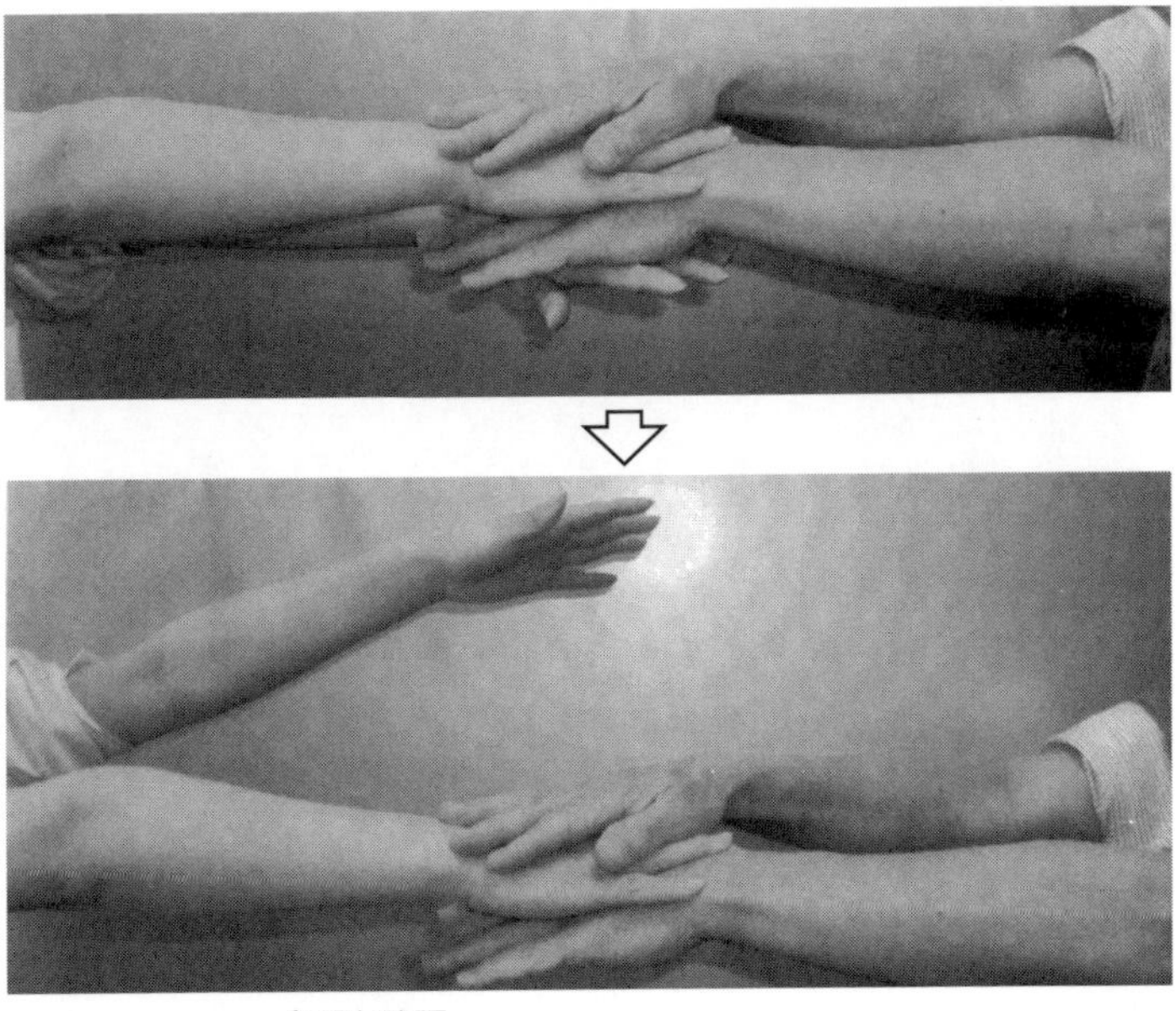

きな声で出さなくてはならない

(7) 一分ぐらい経過したら、リーダーは発声を終了する

❸ 注意事項

「ハイ」「イハ」「ドン」を出す順番や声の大きさがポイントになるので、リーダーは合図が同じパターンにならないよう留意すること。

■ この運動の特徴と応用

叩かれないように、腰を引いて逃げ腰の体勢をとっている人や手の重ね方が不完全な人がいたら、それだけでこのゲームは負けであることを徹底する必要がある。一般に二人やグループで行う運動には、一人では味わえないような楽しさがある。ペアの組み替えなどの変化をつければ、運動はさらに盛り上がる。

仕事を急ぎすぎたり、焦って作業したり、自分勝手に動作を行うことは、エラーやミスの発生につながる。リーダーの発する声をしっかり聞いて（確認して）、素早く動作を起こさないと、このゲームはうまく展開できない。尚早反応は事故につながることを体得するのに格好の運動である。

二人でストレッチ

不仲な二人がチームを作って作業を行った場合と、仲よしチームで作業をした場合で比較すると後者の方が能率が上がったという研究がある。二人三脚と同じように、息が合っていることが、よい効果を生んだものと思われる。ただ、あまり息が合いすぎると逆の結果がでることもある。おしゃべりをしすぎたり、お互いに相手がやってくれるだろうと思って手を抜いてしまう。こと安全に関しては、仲間に依存しすぎることは禁物である。役割分担をしっかり決め、各自が自己の役割をきちんと果たすことが必要である。

押す・引く運動

押す運動（押し合い）

❶ **やり方**

(1) 二人一組になり、一・五メートルの間隔をあけて向き合う

(2) 手をまっすぐ前に伸ばし、相手と手を合わせる

(3) お互い少し体を前傾させながら、相手を押し合う

引く運動（引っ張り合い）

❶ **やり方**

(1) 二人一組になり、一・五メートルの間隔をあけて向き合う

(2) 片足を出して、両手をつなぐ

(3) 相手の手を引っ張る

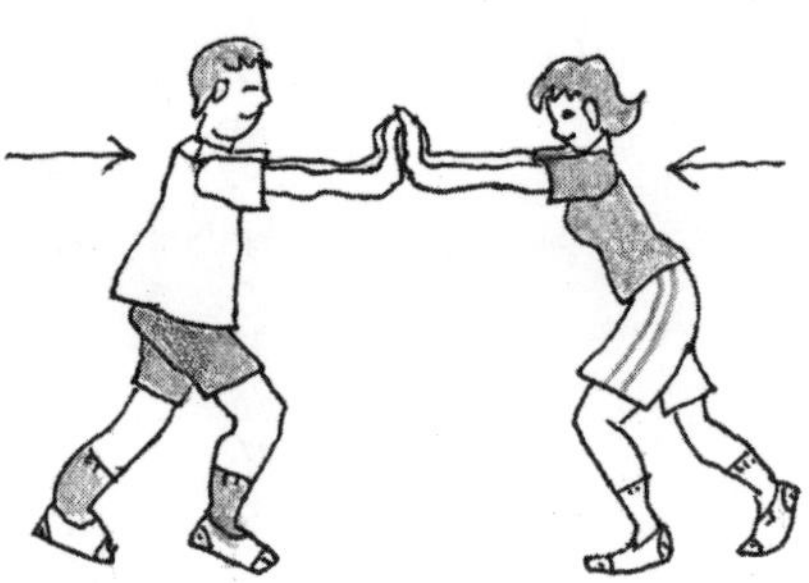

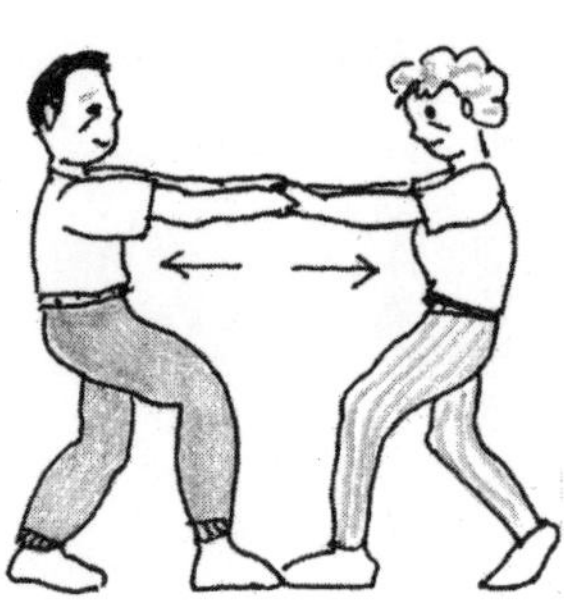

支え運動（倒れるぞ）

❶ やり方

(1) 二人一組になる

(2) 二人とも同じ方向を向いて、前後に並ぶ

(3) 前の人は腕を組み、後ろに倒れていく。それを後ろの人がしっかりと受け止める

❷ 注意事項

これらの運動は勝負を争うものではない。勝ち負けにこだわらず、相互に身をまかせ合うよう指示しよう。また、支え運動を行うときには、前の人がためらわずに自然に倒れていくことを徹底する必要がある。

■ 現場への応用

集団作業を円滑に進めるためには、メンバー間の相互協力や援助活動がなくてはならない。集団構成員同士の

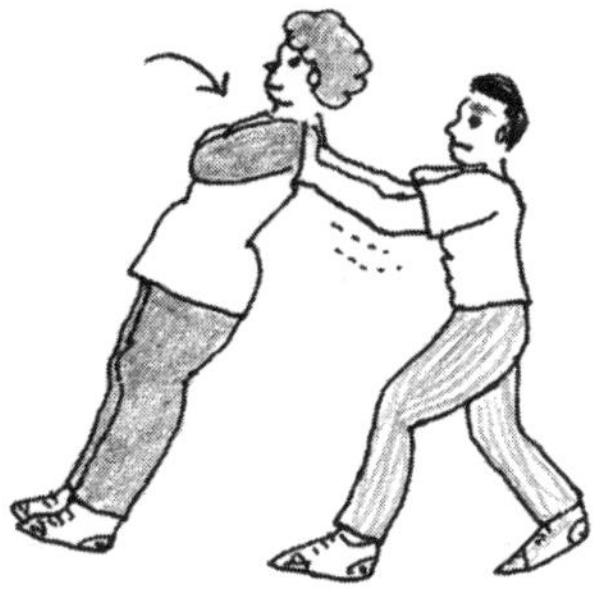

信頼関係が薄かったり、コミュニケーションが悪いため連絡ミスが発生したり、危険事態に気づくのが遅れるケースは少なくない。

仲間への不信や人間関係が悪いと、支え運動で後ろの人へ倒れかかることができにくくなる。相手を信頼し、人間関係を築くために、この運動は大きな刺激を与えてくれる。

相手の動きを予測する

「てのうちを見すかされる」という言葉がある。これからやろうという先ざきの計画や秘密を見やぶられることを意味する。大相撲の力士やスポーツ選手が自分の考えを相手に読みとられ、勝負に負けたり、失敗する例が多い。こうした場合は、計画を考えている側に何らかの徴候や変化が出ており、それを相手が察知できるからである。徴候の一番出やすい場所は態度や身ぶり、表情などである。行動や動作を目的どおりに達成するためには、相手の動きを予測する力をつけることが大切である。

お開き運動

❶ やり方

(1) 二人一組になり、一メートルの間隔で向かい合い、各人両足を揃えて(くっつけて)立つ

(2) ジャンケンをして、負けた人は両足を足幅だけ横に開く

(3) そのままの姿勢で再びジャンケンをし、負けた人は同様に足を横に開く

(4) またジャンケンをして、負けた人はさらに足を開く

(5) この動作を繰り返していく

(6) 足が大きく開いて耐えられなくなったり、バランスを崩したりした人が負けで、このゲームは終了

(7) この運動を同じ組で三回続けて行う

❷ **注意事項**

足を広げすぎると、筋肉を痛めることがあるので、無理をさせないこと。また、時間があるときは、ペアを変えてやるとよい。

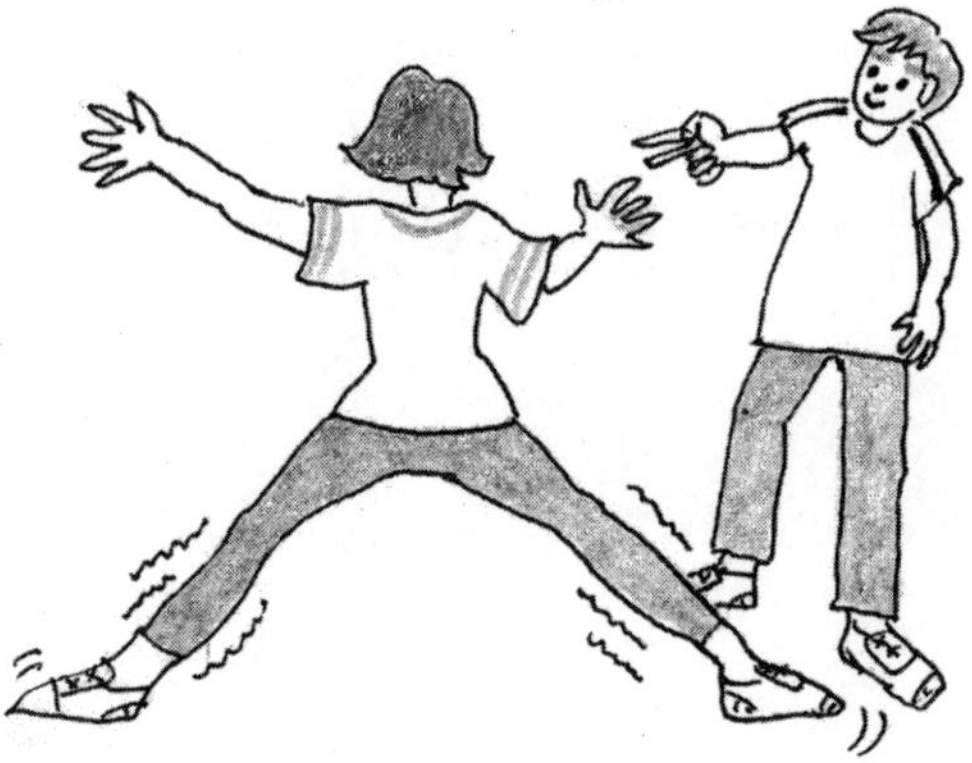

■ 現場への応用

一九七二年に「安全衛生法」が生まれた。この安全衛生法の特徴は、労働災害の発生の防止措置を事業者に義務づけただけでなく、災害防止のための必要事項の遵守と防止措置への協力を労働者にも義務づけたことにある。安全配慮義務を履行するためには、労働災害の「危険の発見」と「その排除」が必要である。

現場ではこれらの履行のために、KY(危険予知)活動や訓練が行われる。なぜ、危険予知が重要かつ必要であるかというと、あらかじめその日の作業で発生しそうな不安全行動や危険場面を想定し、もし、そのような事態が起こったら、どうすべきかを事前に考えておくと、とっさのときまごつかなくてすむからである。

ジャンケンにもその人の癖が出る。〝この次は何を出すであろうか?〟ということを予測したり、考える習慣がこの種のゲームで養われる。また、この運動を「ジャンケンポン運動」と併用すると効果は一層高まる。

老化を防ぎ、若さを保とう

一人で運動を続けようと思っていても、よほど強固な意志を持っている人でさえなかなか続かない。二人でやったり、仲間がいると長続きする。馬鹿にされたくないという意識やある種の競争心が働いて、行動の持続性を起こすからである。さらにまた、グループで行うようなとき、指導員の教え方が上手であると、学習の効果は一段と高まる。シドニー・オリンピックのとき、日本人の女性として初めて金メダルを獲得したマラソンの高橋尚子選手は、自分の尊敬する監督の所へ指導を仰ぐため、許可をもらうまで根気よく日参したという。監督と選手の協調精神や巧みな連携プレイが見事な勝利をおさめたのである。

体の柔軟性の向上と若さを保つため、ストレッチングを行おう。

ペア・ストレッチング

引き上げ運動

❶ やり方

(1) 二人一組になる

(2) お互いに背中を合わせて立ち、両手を真っ直ぐ上に挙げる

(3) 一人が相手の手首のあたりを掴み、前傾姿勢をとりながら、相手の体を斜め上方へ引き上げる

輪作り運動

❶ やり方

(1) 二人一組になる

(2) お互いにかかとをつけて横に並び、両足を四十センチぐらいの間隔で開く

(3) 図のようにお互いの両手で輪を作る。このとき、頭が腕の真下にくるようにし、前傾や後傾の姿勢をとってはならない

(4) かかとをつけてない反対の膝を、外側に強く引っ張る

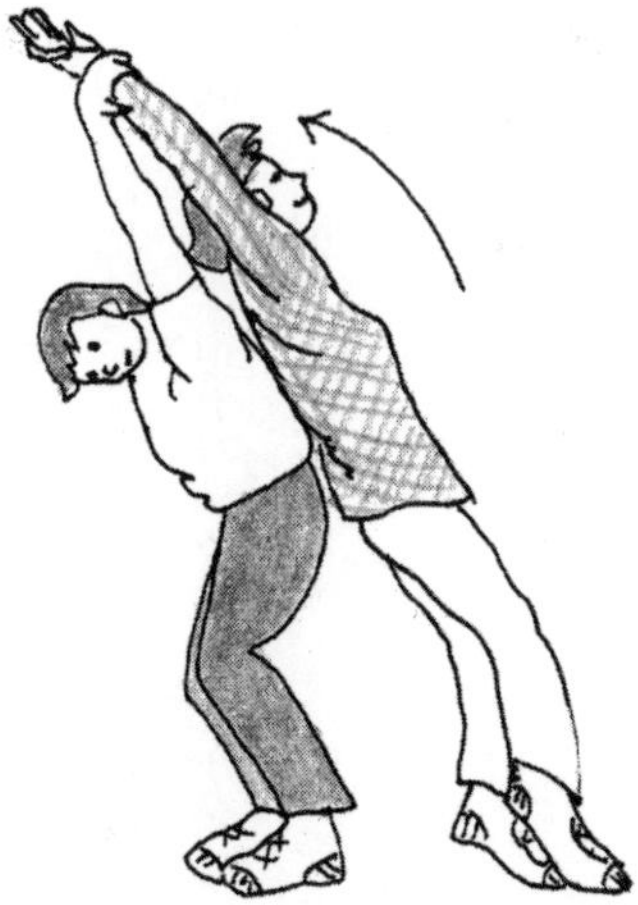

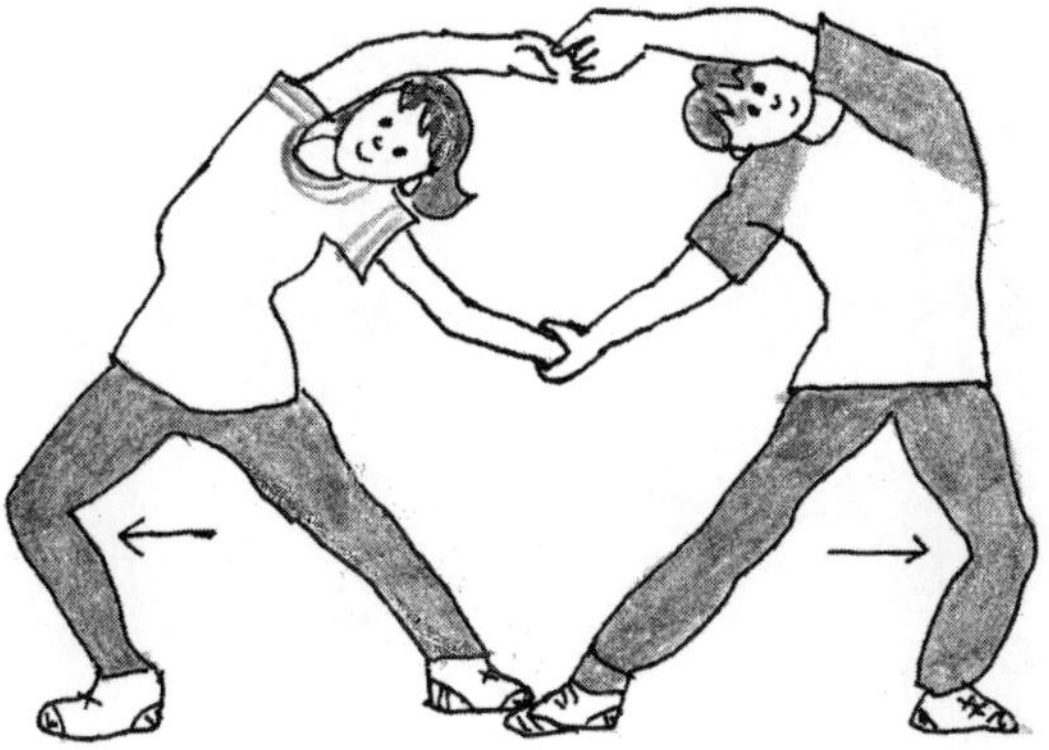

肩押し運動

❶ やり方

(1) 二人一組になる
(2) お互いに一メートルぐらいの間隔で向かい合う
(3) 上半身を九十度曲げ、両手を相手の肩に乗せ、両膝は伸ばしたままで、お互いの肩を強く押す

❷ 注意事項

ストレッチングを行っているときは、息を止めてはいけない。静かに息を吐きながら、ゆっくりと動作を止め、そのままの姿勢をしばらく保持させるようにする。「引き上げ運動」は交互に引き上げる役割をとることが必要である。

また、ストレッチングは勝ち負けを競い合うものではないことを強調する必要がある。

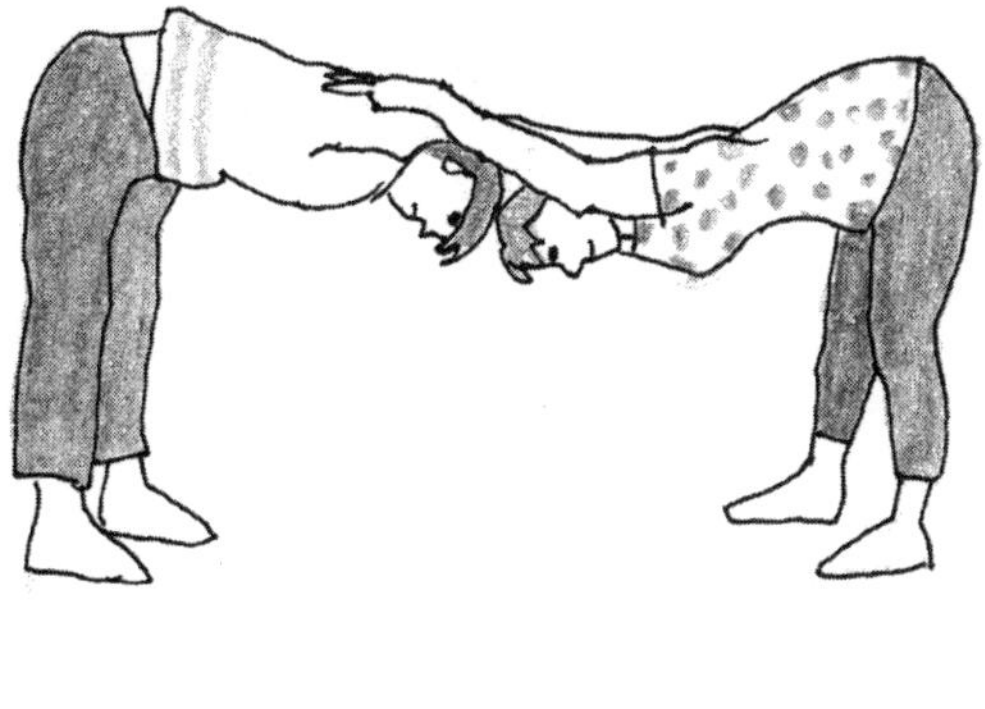

■ 現場への適用とこの運動の効果

こうした運動では二人の呼吸とバランスが合わないとうまくいかない。自分だけ力を強く出そうとしたり、相手に勝とうという意識を持ってはだめである。協調精神や気分の一致が重要になる。集団で作業を行うときはこの心構えが大切である。

ストレッチングには、次のような効果が指摘されている。

① 血液の循環を促進させ、疲労回復を早める
② 運動による筋肉障害を予防する
③ 体の柔軟性が向上し、動作が楽にできるようになる
④ 体の老化を防ぎ、若々しさを保つ

参考文献

中災防編『運動実践専門研修テキスト』中央労働災害防止協会　二〇〇〇年
中災防編『運動指導専門研修テキスト一・二』中央労働災害防止協会　二〇〇〇年
鹿島建設株式会社『五感いきいき安全プログラム実践マニュアル』　一九九七年
博報堂生活総合研究所編『「五感」の時代』プレジデント社　一九九四年
平沢弥一郎「直立歩行を支える左足」『サイエンス』十一巻六号　三三―四四頁　一九八一年
正田　亘「五感を応用した安全対策」『電気評論』七九巻五号　二三―二七頁　一九九四年
正田亘・申紅仙・久慈洋子・朝日奈征治「五感いきいき安全プログラムの開発」『日本心理学会第六十回大会論文集』三四一頁　一九九六年
正田　亘監修『五感いきいき安全プログラム・実施ガイドブック』日本ウィルソン・ラーニング株式会社　一九九六年
正田　亘「安全意識向上のための体感的体験学習のすすめ」『労働の科学』五二巻二号　十二―十六頁　一九九七年
正田　亘『増補新版　人間工学』恒星社厚生閣　一九九七年
正田亘・申紅仙「安全意識向上のための体感的体験学習の実施効果」『電気評論』八三巻五号　二四―二八頁　一九九八年
正田　亘『五感を活用した安全教育プログラムの現場への適用に関する研究』鉄道総合技術研究所・

財団法人研友社委託研究報告書　一九九九年
正田　亘「五感を活用した安全教育プログラムの開発とその効果」常磐大学大学院『人間科学論究』八号　一―一〇頁　二〇〇〇年
正田　亘『新版　安全のための心理学』中央労働災害防止協会　二〇〇一年
中島義明他『心理学事典』有斐閣　一九九九年
渋谷昌三『人と人との快適距離』日本放送出版協会　一九九〇年
高橋　浩『パワーアップ教育研修のノーハウ』総合労働研究所　一九九四年
立川昭二『からだことば』早川書房　二〇〇〇年

あとがき

本書の骨子は、一九九六年に発表された『五感いきいき安全プログラム』によっている。このプログラムは筆者が提唱した「五感を活用した安全対策」に賛意を表明された鹿島建設株式会社がスポンサーとなり、日本ウィルソン・ラーニング株式会社〔現ウィルソン・ラーニング・ワールドワイド（株）〕の協力を得て作製されたものである。その後、新訂版を追加したり、財団法人研友社からの委託研究で鉄道職員向けの内容等の開発を行って、プログラムの数が増加した。

初期および新訂追加版プログラムのトレーナー養成と教育教材（道具セット）の頒布は、現在、藤倉パフォーマンス株式会社が行っているが、一般の人々への周知徹底は思うようになされていない。各種の安全講演会等で、このプログラムの話をすると、多くの人が興味や関心をもたれ、内容の具体的紹介を希望される。そこで、プログラムに関連する心理学的解説の記事と新しく開発した内容を加え、再構成したのが本書である。

『五感いきいき安全プログラム』ができ上がるまでには、多くの方々の協力を得た。特に、鹿島建設株式会社環境安全部長（当時）石村恒氏を始めスタッフの方々、予備研究の現場を提供いただいた建築・土木の現場所長、職長、作業員の方々の積極的参加と協力は忘れることができない。また、鹿島建設株式会社との仲介の労をとって頂いたウィルソン・ラーニング・ワールドワイドの久慈洋子取締役を始めとする関係者の方々、その後、この運動の普及に努力されている藤倉賀雄氏、さらに、予備研究の段階で早朝から現場に出向き、実践展開の指導と検証に当たられた申紅仙さん、吉村健志氏等にも強力な研究メンバーとして参加していただいた。

なお、本書のイラストレーションの原図は、常磐大学大学院人間科学研究科博士課程原田ゆかりさんの協力を得た（イラスト作成は、小林恵子氏）。ここに記して、これらの方々に感謝申し上げたい。

著者紹介

正田　亘（まさだ・わたる）

1932年　東京に生まれる
1958年　立教大学大学院文学研究科応用心理学修士課程修了
1971年　立教大学文学部教授
1998年　立教大学名誉教授
　　　　常磐大学人間科学部教授（現在に至る）

1984年　学術博士（大阪大学）
1988年　産業安全運動向上に寄与のため「労働大臣功労賞」受賞
　　　　中央労働災害防止協会名誉会員

［主要著書］

『安全管理の心理学』（共著）誠信書房　1965年
『職場の事故防止』総合労働研究所　1972年
『心理学概説』（編著）晃洋書房　1976年
『労働と人間行動』（編著）泉文堂　1981年
『教育心理学』（編著）晃洋書房　1981年
『安全心理』技術評論社　1981年
『環境心理入門』学文社　1984年
『安全のための心理学』中央労働災害防止協会　1984年
『安全心理学』恒星社厚生閣　1985年
『新版・産業心理入門』総合労働研究所　1988年
『ヒューマン・エラー』（編著）エイデル研究所　1988年
『事故予防の行動科学』（編著）福村出版　1988年
『産業・組織心理学』恒星社厚生閣　1992年
『増補新版・人間工学』恒星社厚生閣　1997年

五感の体操
――心理学を活用したあたらしい安全運動技法

2001年3月15日　第1版第1刷発行

著者　正田　亘

発行者　田中　千津子
発行所　株式会社　学文社
〒153-0064 東京都目黒区下目黒3-6-1
電話　03 (3715) 1501㈹
FAX　03 (3715) 2012
振替　00130-9-98842
http://www.gakubunsha.com

印刷所　メディカ・ピーシー

ISBN 4-7620-1006-5